筑摩選書

スーザン・バリー
Susan R. Barry
宇丹貴代実／訳

視覚はよみがえる

三次元のクオリア

FIXING MY GAZE;
A Scientist's Journey into Seeing in Three Dimensions
by Susan R. Barry

First published in United States by Basic Books,
a member of the Perseus Books Group.
Japanese translation rights arranged with Basic Books,
a member of the Perseus Books Inc., Massachusetts
through Tuttle-Mori Agency, Inc., Tokyo.

視覚はよみがえる　目次

視覚はよみがえる

三次元のクオリア

序文

オリバー・サックス

スー・バリーにはじめて会ったのは、一九九六年、彼女の夫で宇宙飛行士のダンが宇宙に飛びたつのを祝うパーティでのことだった。会ってすぐに、わたしたちは、世界を知覚する方法にはいろいろあるということについて話しはじめた――たとえばダンは、宇宙飛行の微重力状態では上下の方向感覚がなく、おかげで空間内の自分の位置を把握するためにほかの方法を編みださなくてはならなかったという。そしてスー自身も、ごく幼い時期に内斜視、つまり斜視の一種を生じた結果、ふつうとはちがう方法で世界を知覚している。スーの眼位（目の位置）は手術によってまっすぐに矯正され、両眼とも一・〇の視力を誇っているものの、ふたつの目はいまも協調して動いてはいない。そのせいで脳は、いずれか片方の目から得る像を抑制することにより、物が二重に見えるという混乱状況を防ぐようになった。脳はふつう、ふたつの目の像を比較することで奥行き感覚を得るが、スーの場合、片方の目の情報が抑制されているため、そうした比較ができない。そこで、ほかの手がかりから距離と奥行きを判断するすべを身につけたが、ほんとうの

〝三次元の視覚〟、つまり立体視を一度も経験したことがない。彼女の世界は、あくまで平面的なのだ。

それでも、総じてなんの問題もなくうまくやってきたと彼女は言う――車も運転するし、ソフトボールもプレイできるし、ほかのみんながやれることはなんでもやれる。ほかの人とはちがって、奥行きをじかに見ることはできないだろうが、それでも、ほかの手がかり、たとえば遠近法、像の重なり、陰影、運動視差といったものから、ほかの人と同じようにちゃんと奥行きを判断できる。たいして不便を感じてはいない。

ならば、もし三次元で見たときに世界はどんなふうに見えるか想像がつくか、と訊ねると、スーは「ええ、たぶんできると思います」と答えた――自分は曲がりなりにも神経生物学の教授だし、これまで視覚処理や両眼視や立体視に関する文献を山ほど読んできた。こうした知識が特別な洞察力をもたらし、欠けている能力を補ってくれているはずだ――だから立体視がどういうものかは、たとえ一度も体験していなくてもわかるのだ、と。

ところが、二〇〇四年の十二月、わたしたちがはじめて会話を交わして九年近く経ったとき、スーがこんな文章で始まる手紙をくれた。〝あなたは以前、ふたつの目で見たときに世界がどんなふうに見えるか想像がつくかとお訊ねになりました。わたしは、たぶん想像がつくと答えました……けれども、それはまちがいでした〟

彼女がそれなりの確信をもってそう書けたのは、あるとき突然、思いがけず立体視力を得たからであり、その迫真性、現実に体験した感覚は、想像力で思い描けるどんな世界をもはるかに超えていた。

きっかけは、もうじき五十歳になろうというときに、両眼がちゃんと協調して動かないことによる視覚上の問題が大きくなったことだ。スーはようやく意を決し、発達検眼医の集中的な訓練を受けることにした。そして、目を協調させて動かす方法を学んだあとで、ある日いきなり車のハンドルがダッシュボードから〝飛びだして〟見えた。五十年間も平面的な世界に住んできた彼女が、いきなり三次元で物を見たのだから、それはいわば天啓だった。世界は新鮮な美と驚きに満ちあふれ、その光景があまりに強烈ですばらしかったため、三年後に手紙をくれたときもまだ、彼女は喜びに酔っていた。

〝あらたな視覚は、いまなお、驚きと喜びをもたらしつづけています〟と彼女は綴っている。


ある冬の日、わたしは手早く昼食をすませようと、教室からデリへ急ぎ足で向かっていました。ところが、校舎を出てわずか数歩で、はたと足をとめました。大きな湿った雪片がひらひらと舞い落ちていて、それぞれの雪片のあいだの空間がわたしにもちゃんと見え、すべての雪片が一緒になって美しい三次元のダンスを踊っていたのです。これまで、雪は、やや前方に平らな白いシート状に落ちてくるように見えていました。つまり、雪が降るのを外からのぞいている感じでした。それがいまや、降る雪のなかに、雪片のまっただなかに自分がいるという感じがするのです。わたしは昼食も忘れて、雪が降るさまをしばらく眺めていましたが、眺めるうちに、深い歓喜に胸が震えてきました。雪が降るさまは、こんなにも美しく見えるものなのですね――とくに、はじめて目にしたときには。

わたしが受けとる電話や手紙は、さまざまな不幸な事故や障害や喪失に関するものがほとんどだ。だが、スーの手紙は喪失と悲嘆の物語ではなく、あらたな感覚と知覚の獲得物語、その大きな喜びを綴った物語だった。とはいえ、手紙からは困惑と迷いも感じられた。自分と似たような体験談や事例を聞いたことがないし、文献をあれこれ読むかぎり成人後に立体視を発達させることは〝不可能〟であると知って、彼女は戸惑っていたのだ。

たしかに、スーが手紙で綴った内容は、知覚の発達における〝臨界期（感受性期）〟という定説に真っ向から反していた。立体視は（ほかの視知覚の多くや、言語もそうだが）生後三、四年以内に身につけるべきだ、と言われている。そうしないと一生身につけられなくなる。なぜなら立体視に不可欠な脳細胞と回路が発達しないからだ。

この臨界期という概念は、斜視の子どもを手術する外科医が長らく唱えていたもので、デイヴィッド・ヒューベルとトルステン・ウィーセルの有名な実験によって立証されたと考えられていた。ふたりは、子猫の片目の眼筋を切断して斜視にすると、脳のなかで奥行き知覚を担う細胞が発達せず、その子猫は立体視を持たなくなる、ということを立証した。スーはこの実験について知ったとき――当時は大学生だったが――はじめて、自分もこの子猫たちと同じで立体視力がないかもしれないことに気がついた。じつは、真に迫ったこの瞬間の描写が、本書の幕開きとなっている。

立体視力がないのか？　わたしには立体視力がないのか？　周囲を見まわしてみた。教室はちっとも平らには見えなかった。前方の席の学生がいるところは自分と黒板のあいだだってこともちゃんとわかる。なぜって、その学生の体にさえぎられているせいで黒板が見えないから。窓の外に視線を移してみても、どの木が遠くのほうにあるかちゃんとわかる。なぜって、遠くの木は近くの木よりも小さく見えるから。こうした手がかりによって、わたしは奥行きや距離を判断できる。世界が三次元であることを知っている。なのに教授は、空間や奥行きを認知する方法として、もっとべつのものがあるとほのめかしているのだ。その方法とは、立体視だという。教授がどんな状態について話しているのか、わたしには想像がつかなかった。

その後、定期検診で眼科医を訪れたとき、スーは自分に立体視力があるかどうか調べてほしいと頼んだ。医師は立体鏡と立体画を用いて検査してくれた。スーはどの絵も〝見る〟ことができず、それらの絵が〝見える〟とはどういうことなのか想像することができなかった。今後、わたしが立体視力を得ることは可能でしょうか、と彼女は訊ねた。医師は、いや、あまりに遅すぎると答えて、こうつけ加えた。「立体視は視覚系の能力をほんのちょっぴり向上させるだけだ。きみには立体視は必要ないよ、なぜって、もともと持っていないんだからね」

立体視力を得られないという認識を受けいれて、スーはその後の人生を歩みつづけ、講師兼任の研究者になり、結婚して家庭を築いた。その間《かん》ずっと、頭のどこか片隅で——なにしろ科学者であり、世界の仕組みについてとめどない好奇心を抱いているので――ひとつの疑問を抱きつづけていた。立体視とはどういうものだろう、と。とはいえ、視覚面でもほかの面でも充実した豊かな人生を送り、立体視力がないのを寂しく感じることも、立体視について深く考えることもなかった。そんなわけで、三十年後にようやく視能療法を受けて思いがけず立体視力を得たとき、これは特別な恩恵だ、ほかの視覚能力を向上させて完全なものにする奇跡だと感じた。

あらたに得た三次元の奥行き感覚に、スーは深い喜びを覚えた。これは〝能力をちょっぴり向上させる〟などというものではない――物を見るための、まるきり新しい方法だ。「ずっと立体視力があった人たちは、それを当然のものと考えています。どんなにすばらしいことか、わかっていないのです。半世紀も立体視力がなかったあとで得た人でなければ、この価値を正しく評価できないでしょう」

〝臨界期〟をこれほど長く過ぎたあとで、スーはどうして、本質的にまったく新しい感覚を得ることができたのか。わたしはスー本人と同じように、彼女の体験談に困惑させられた。そして好奇心をそそられもした。なぜなら、わたし自身、立体視力を当然のものと考えていないからだ。それどころか、ちょっとした立体視マニアで、子どものころは立体画とヴィクトリア朝式立体ビユーワーで遊び、成人してからは立体写真を使って実験を行なってきた。というわけで、わたしはスーと再び会う機会を作り、再会したおかげで着想を得て、二〇〇六年に彼女の体験談をもとに論文を書いた。*

だが、それでこの件が終わったわけではない。

スーが手紙や会話で打ちあけてくれたすべてが、いまこうして、広がりと奥行きをもったすばらしい物語となったのだ。本書は、物を見るためのきわめて異なるふたつの方法——立体視の恩恵があるかないかの、ふたつの方法——をみごとに描写し、評価している。だが同時に、それよりもはるかに深い探究を行なっている。スーは自分の体験談を明快に、ときに詩的に紹介するだけでなく、科学者としての説明と解釈も提示しようと骨を折っているのだ。

これを行なう、つまり個人的な経験と神経生物学者としての知識をもとに体験談を綴ることにおいて、スーは唯一無比の立場にある。なにしろ、数多くの著名な視覚研究者に取材し、臨界期の問題について彼らとともに考察してきたのだから。彼女の体験が示唆しているのは、おとなの脳の両眼視細胞および回路にはじゅうぶんな可塑性があり、臨界期を過ぎても一部が生き残っていればのちに再活性しうる、ということだ。本人は立体視の記憶をほとんど、あるいはまったく持たないかもしれないが、いっぽうで立体視の可能性は残りつづけ、まんいち両眼がうまく協調して動くようになったら、突然——たいていは思いがけないときに——立体視がよみがえる場合がある。五十年近くの休眠期間を経てどうやらこの現象がスーの身に起こったと思われるのは、なんとすばらしいことだろう。

スーは当初、自分の経験は類《たぐい》まれだと考えていたが、その後、同じく斜視およびそれに関連する問題を抱えながら、視能療法によって思いがけず立体視力を得たという人が、ほかにも大勢いることを知った。ただし、あとから立体視力を獲得するのは容易ではない。視力矯正（適切なレンズまたはプリズムなどを用いた矯正）だけでなく、きわめて集中的な訓練と学習が必要だ——

つまり、両眼の動きを協調させてふたつの像を融合させるすべを学ぶいっぽうで、おそらく何十年も無意識に行なってきた習慣、片方の視覚を抑制する習慣を捨てなくてはならない。そういう意味で、視能療法はその人全体に向けて行なわれるものだ。強い動機づけと自覚が必要であると同時に、膨大な忍耐力と訓練量と固い決意が要求される。この点は、たとえば精神療法を受けたり、ピアノの弾きかたを学んだりするのと似ている。大変ではあるが、スーの事例でもわかるとおり、得られる対価はきわめて大きい。また、人生の後半になってあらたな知覚能力を得られるという事実は、神経科学やリハビリテーションに興味を抱く人たちにとっても、そしてスーのように幼児期から斜視だった何百万人もの患者にとっても、大きな意味がある。スーの事例や、ほかの多くの事例が示すのは、機能する細胞群がごくわずかでも視覚野に存在するならば、のちの人生において、それらを再活性させて広げる見こみはじゅうぶんあるということだ。たとえ数十年後であろうと、機能的に視覚が得られるかぎりは。こうした事例は、いままで矯正の見こみがなくて立体視力は得られないと思われていた人たちに、あらたな希望を与えることだろう。本書は、このような境遇にあるすべての人に励ましを与えるものであり、と同時に、脳の可塑性と適応力に関する並はずれた考察でもある。そしてまた、視覚世界の魅力と驚異を称える頌歌《オード》にもなっている。とはいえ、わたしたちの多くは、これらをあたりまえのものとみなしているのだが。

＊『立体視のスー（Stereo Sue）』、ニューヨーカー誌、二〇〇六年六月十九日号、64～73ページ。

第一章

立体視力のない状態

だが、これらふたつの分離をだれがよしとしようとも
生きるうえでのわたしの目標は
趣味と仕事とを一致させること
ちょうど、ふたつの目がひとつの像を結ぶように。
——ロバート・フロスト「春泥の季節のふたりの浮浪者」

立体視力がない？

大学生時代、たしか二十歳ごろだったと思うが、自分とほかの人とでは物を見るときのやりかたがちがうことを知った。この驚くべき情報がもたらされたのは、大学の神経生物学の講座で視覚に関する講義を受けていたときだ。どんよりした十一月の朝、眠くてぼうっとしていたわたしは、教授のことばにはっと注意を呼び起こされた。

講義の内容は視覚系の発達についてで、外斜視や内斜視の子猫を使った実験が話の中心だった。猫は人間と同じく、前を向いたふたつの目を持ち、それらが協調して動いている。ところが、この実験に使われた子猫たちは〝斜視〟、つまり協調できない目の持ち主である。教授によれば、この子猫たちの視覚は正常に発達していないという。おそらく三次元で物を見ることはできないはずだ。それどころか、科学者や医者の多くが、たとえのちに斜視が矯正されても、この子猫た

ちはけっして立体視を得られないだろうと推察している。なぜなら、立体視の能力は、人生初期のいわゆる〝臨界期（感受性期）〟にしか発達しないからだ。そして猫についてこの仮定がなりたつなら、人間についても同じであろうと考えられる。

愕然とした。生後三カ月のころ、わたしは内斜視を発症した。左目で物を見るときには右目が内に寄り、右目で見ようとすると今度は左目が鼻のほうへ動いた。だが、二歳、三歳、七歳と三回にわたる手術によって眼位を矯正した結果、目はほぼつねに正常な見かけを保つようになった。もちろん、物の見えかたも正常だ。子ども時代はずっと、両眼とも一・〇の視力を誇り、おかげで自分の視覚は完璧だと思いこんでいた。

なのにいま、自分のような人間は物を見る基本的な能力に欠けている、と知らされたのだ。わたしは神経を研ぎすまして、教授の説明に耳を傾けた。いわく、われわれには目がふたつあるが、得られる視界はひとつだけだ。目はそれぞれ、鼻を中心にして顔の左右に分かれているため、少しだけちがう視点で物を見ている。そして脳のなかで、異なるふたつの像がひとつに融合される。たいていの人はとくに意識せずにこれを行なえる。つまり、ふたつの目で空間内の同じ場所をとらえ、脳のなかでそれぞれの情報を結合する。その結果、輪郭も細部もくっきりした奥行きのある像が得られる。

ただし、斜視の人（眼位がずれている人）の場合はそううまくはいかない、と教授はつけ加えた。斜視の人はふたつの目が空間の同じ場所に向けられておらず、左右の目の視界が大きくちがうため、脳がそれらをひとつの像にまとめることができない。おかげで、知覚上の深刻な問題を抱える。なにしろ、ふたつの目がもたらす相容れない情報から、一貫したひとつの像を作りあげなくてはならないのだ。この問題を解決するために、斜視の人の多くは片方の目の情報を抑制し、もう一方の目だけで物を見ている。つねに同じ目を使う人もいれば、ひっきりなしにふたつの目を切りかえて使う人もいるが、いずれにせよ、両眼を使って正常に物を見ることはおそらくできないだろう。結果として、立体視の能力が弱いか、まるきり欠けている。教授はそう語り、次のように講義を結んだ。斜視の人の多くは、三次元で物を見ていない。言いかえるなら、立体視力がないのだ、と。

立体視力がない？　わたしには立体視力がないのか？　周囲を見まわしてみた。教室はちっとも平らには見えなかった。前方の席の学生がいるところは自分と黒板のあいだだってこともちゃんとわかる。なぜって、その学生の体にさえぎられているせいで黒板が見えないから。窓の外に視線を移してみても、どの木が遠くのほうにあるかちゃんとわかる。なぜって、遠くの木は近くの木よりも小さく見えるから。こうした手がかりによって、わたしは奥行きや距離を判断できる。世界が三次元であることを知っている。なのに教授は、空間や奥行きを認知する方法として、もっとべつのものがあるとほのめかしているのだ。その方法とは、立体視だという。教授がどんな状態について話しているのか、わたしには想像がつかなかった。

講義が終わると、まっすぐ大学の図書館に向かい、視覚に関する科学文献を苦労して読みあさった。そして学期の残りの期間はずっとこの問題を研究して過ごし、期末レポートのテーマには、生まれつき両眼の協調がうまくいかない猫における視覚系の変化を選んだ。こうして、以下の内容を学んだ。脳は、大脳皮質の後頭葉にある視覚野という領域で視覚を処理する。目の奥にある網膜の神経細胞（ニューロン）が複数の接合部（シナプス）を経て視覚野のニューロンと通信するわけだが、この視覚野のニューロンは〝単眼性〟か〝両眼性〟のいずれかである。単眼性のニューロンは、左右いずれかの目の光刺激から生じる神経衝撃（インパルス）にしか反応しないが、両眼性のニューロンは、左右のどちらの目からの情報にも反応する。視覚野のニューロンの大多数は、この両眼性だ。ところが、斜視の赤ん坊のニューロンは、ふたつの目ではなく、左右いずれかの目の情報にしか反応しない。このように両眼性のニューロンが失われた結果として、正常な両眼視および立体視の機能を失なってしまう。

夜遅くまでさまざまな文献を読みすすめるうちに、わたしは自分も〝単眼性の脳〟の持ち主かもしれないと思うようになった。おそらく、自分の視覚野のニューロンは、その大半がふたつの目ではなく、左右いずれかの目の情報にのみ反応しているのだろう。いまはもう、子どものころのような顕著な斜視ではないが、それでもまだ、ときどき眼位がずれて目がさまよってしまう。疲れたときにはとくにそうだ。だからこそ、これまでずっと、人の目をまっすぐのぞきこむのを避けてきた。ところがいま、やや斜視ぎみであるばかりか、立体視力がないという疑いも生じている。

次の定期検診で眼科医を訪れたとき、わたしは立体視について訊ねてみた。医師はわたしが懸念と関心を示したことに驚いたが、立体視を調べる検査をしてくれた。結果は、すべて不合格。医師は肩をすくめて、どうやらあなたはふたつの目の像を融合させていないようだと説明した。

つまり、いっときに片方の目からしか情報を得ておらず、しかも情報を得る目をめまぐるしく切りかえているわけだ。

「心配しなくてもいい」と医師は言った。「立体視は視覚系の能力をほんのちょっぴり向上させるだけだから」そして、こうつけ加えた。「きみには立体視力は必要ないよ、なぜって、もともと持っていないんだからね」いったい、どういうロジックでこのせりふが出てきたのか、いまもってわたしには理解できない。

立体に見えるしくみ

立体視はほんとうに、視覚系の能力をほんのちょっぴり向上させるだけなのか、それとも、物を見るという日常的な作業に重要な要素なのだろうか。実のところ、この問いへの答えは、長らく科学者たちの関心の目から逃れてきた。それどころか、立体視という現象そのものが、何世紀にもわたって科学者たちの探究をかわしてきた。視覚に関する偉大な研究者たちの多くは、たとえばユークリッドにしても、アルキメデス、レオナルド・ダ・ヴィンチ、ニュートン、ゲーテにしても、わたしたちがどのようにして立体的に物を見ているのかを解き明かしてはいない。この役割は、才気にあふれてはいるが地味な発明家、チャールズ・ホイートストンにゆだねられることとなった。

ホイートストンは十九世紀はじめからなかばにかけて活躍したイギリスの科学者で、はじめて電気の伝播速度を計測し、初期の電信機の開発に大きな役割を果たした。また、人間のふたつの

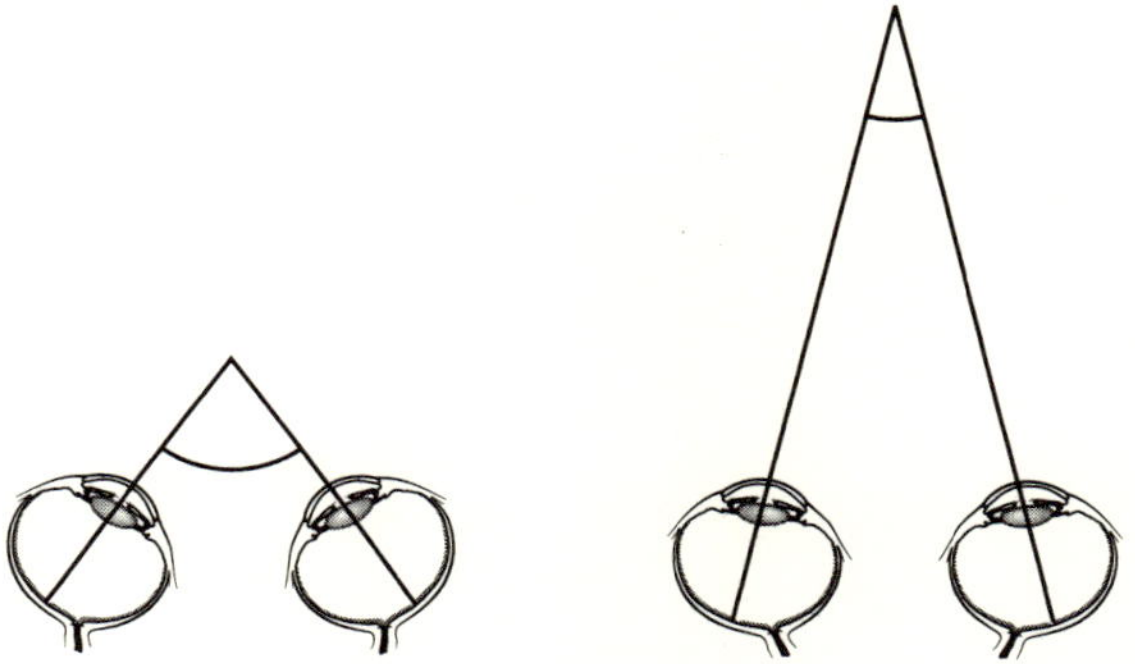

図1－1　近くの物体を固視する（まっすぐ見つめる）ときには、人間の目は内に寄る、すなわち内転（輻輳）する。そしてやや遠くの対象を固視するときには、外に開く、すなわち外転（開散）する。図に描かれた直線は、それぞれの目の視線を表す。（©Margaret C. Nelson）

目の視野が異なるのは、視覚が不完全だからではないことを発見した。不完全どころか、このちがいが人間に立体視を与え、奥行きに満ちた世界を見せてくれているのだ、と。

ホイートストンは、近くの物体を見るときに人間の目が内に寄り、遠くの対象を見るときには外に開くことを知っていた（図1－1）。これを自分で確認するには、だれか友人のひとりに、垂直に立てた鉛筆を顔の正面に掲げてその先端を目で追うよう頼んでみるといい。鉛筆を顔に近づけると、友人の目は内に寄る（内転、すなわち輻輳《ふくそう》する）。鉛筆を離すと、友人の目は外に開く（外転、すなわち開散《かいさん》する）。こうした非共同性眼球運動（寄せ運動）のおかげで、鉛筆の像が、ふたつの網膜それぞれの対応点に投影される。その網膜には、感光細胞がある。

人間が物体を見るためには、その物体に反射した光が目のなかに飛びこんで眼球の奥に進み、網膜に達しなくてはならない（図1－2）。この網膜で杆《かん》

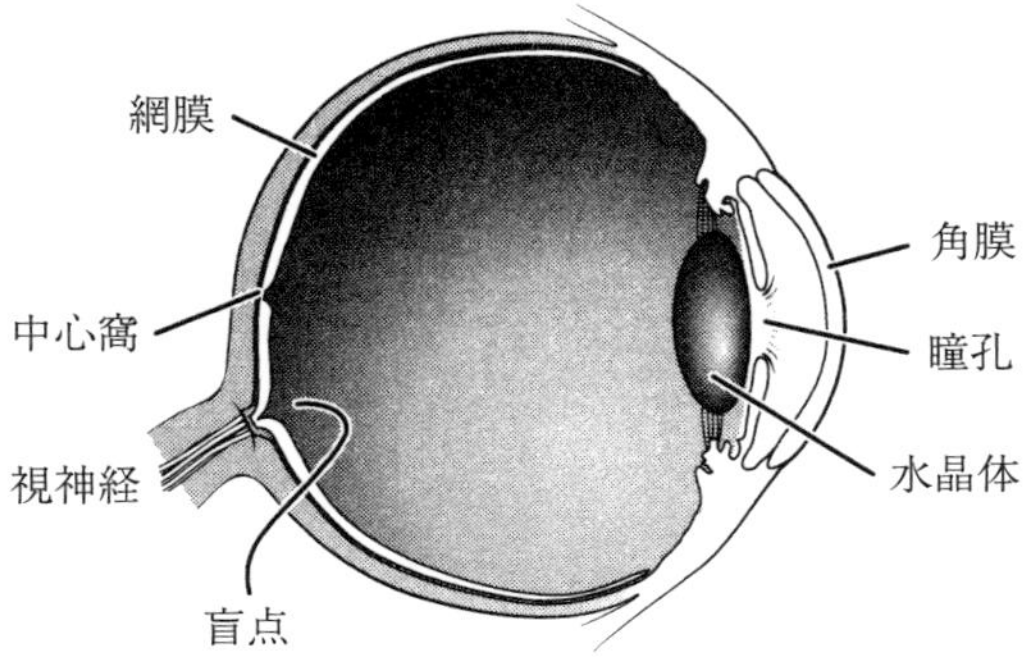

図1－2　人間の目には瞳孔、水晶体、網膜がある。網膜の中心領域は黄斑と呼ばれ、黄斑の中央部は中心窩と呼ばれる。（©Margaret C. Nelson）

体《たい》細胞と錐体《すいたい》細胞が光を感じ、その情報をべつの網膜細胞に伝えて、最終的に後頭葉、つまり大脳の後部にあるニューロンに到達させる。

網膜は三つの領域に分けられる。中心窩《ちゅうしんか》すなわち中央の領域と、その左右に位置する領域だ。物体をまっすぐ見つめるとき、その物体の像は、ふたつの目それぞれの網膜の中央（中心窩）にある対応点に結ばれる。網膜の中心窩からそれぞれ同じ方向、同じ距離の領域に像を投影するべつの物体もまた、網膜の対応点に像が結ばれる。たとえば、図1－3の積み木をまっすぐ見つめたとしよう。向かって左側にあるテディベアは、左右それぞれの網膜の右側にある対応点に像を結び、向かって右側にある〝がらがら〟は、左右それぞれの網膜の左側にある対応点に像を結ぶ。

一八三八年に、ホイートストンは、ふたつの網膜に結ばれる像の相対的な位置が、なぜ人間に立体的に物を見させることになるのかを説明した。『視覚

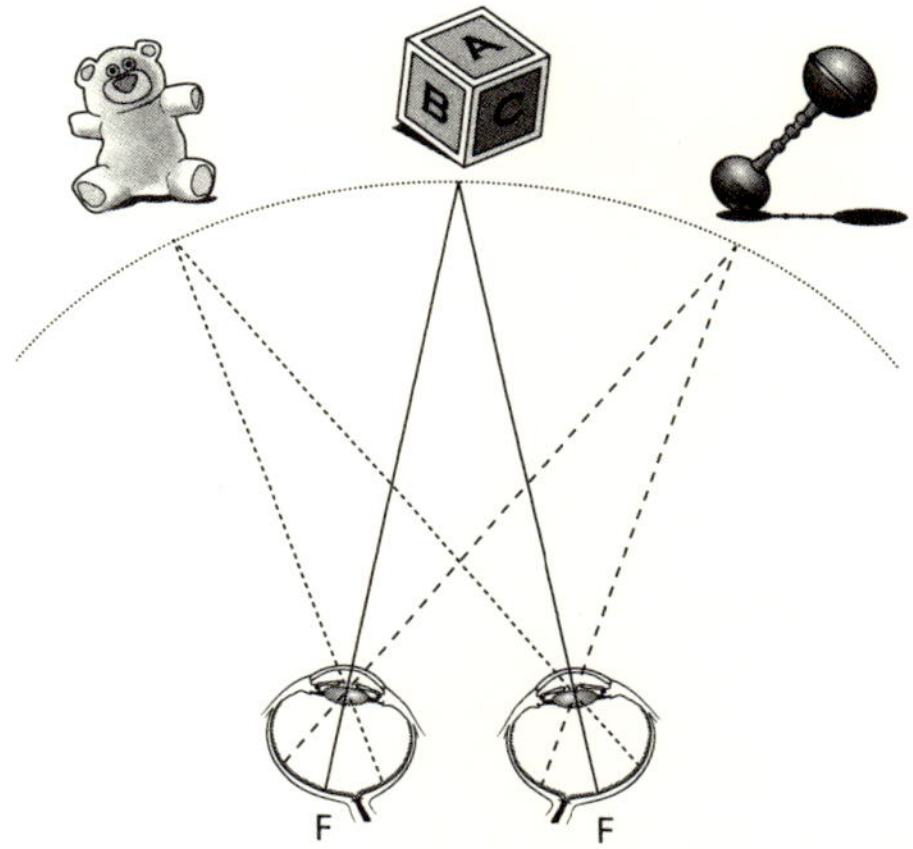

図1－3　〝F〟は中心窩を示す。（©Margaret C. Nelson）

生理学への貢献——第一部。並はずれているが、これまでは注目されなかった両眼視という現象について』という風変わりな題の論文を発表して、最初の立体鏡（ステレオスコープ）を披露し、それによって立体視のしくみを説いたのだ。ステレオスコープという名称は、ギリシア語で〝ステレオ〟が〝立体、固体、固い〟を意味し、立体鏡をとおして見た像が立体的なほんとうの物体のように見えることからつけられた。

図1－4に描かれた立体鏡の、中央のふたつの〝A〟の部分は、直角をなすように置かれた二枚の鏡だ。この立体鏡を使うさいには、自分の鼻を二枚の鏡の接合部にぴったりくっつけなくてはならない。こうすることで、右目は、図中の右のEに差しこまれた写真の鏡面反射像だけを見ることになり、かたや左目は、反対側のE′に差しこまれた写真の鏡面反射像だけを見ることになる。ホイートストンは右側のEのスロットに、ある物体を右目で見たときの像

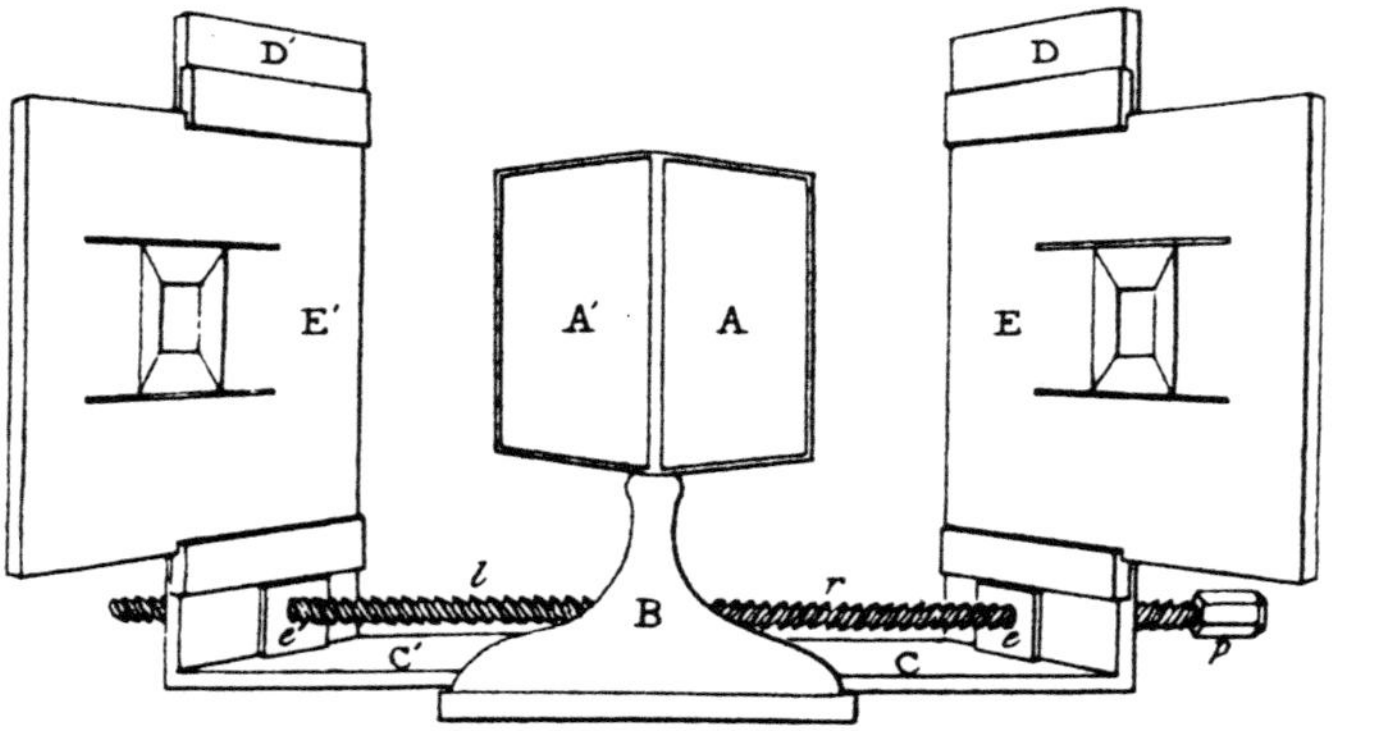

図1－4　ホイートストン自身の手による立体鏡の絵。（C・ホイートストン。1838年。『視覚生理学への貢献――第一部。並はずれているが、これまでは注目されなかった両眼視という現象について』ロンドン王立協会会報128号、371～394ページ）

と同じになるような鏡像写真を差しこみ、左側のE′のスロットには、その物体を左目で見たときの像と同じになるような鏡像写真を差しこんだ。立体鏡をのぞいたときに、脳がふたつの像をひとつに融合させて、三次元の奥行きをもった像が見えるという仕組みだ。

ホイートストンはこの立体鏡で用いる物体の絵をいくつか考案した。たとえば、図1－5に描かれたようなものだ。このふたつの絵はそれぞれ、大きな正方形のなかに小さな正方形がすっぽり収まっている。どちらも平面的な絵に見える。ページから切りとって一方をもう一方の上に載せたとき、大きな正方形はぴったり重なるが、小さいほうの正方形は重ならない。さて、この絵をそれぞれ、立体鏡のEのスロットに差しこんだとしよう。立体鏡をのぞいたとき、左目は、左に描かれたAの絵の鏡面反射像しか見えず、かたや右目は、右に描かれたBの絵の鏡面反射像しか見えない。立体的に物が見える人の場

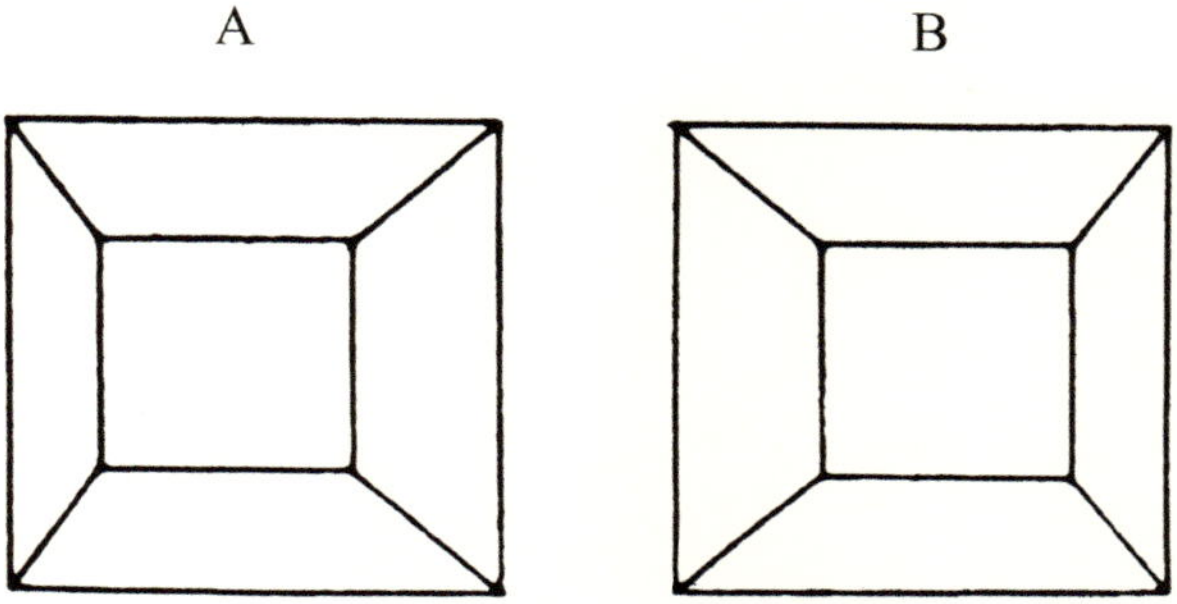

図1−5　ホイートストンが立体鏡で用いたふたつの絵。（C・ホイートストン。1838年。『視覚生理学への貢献——第一部。並はずれているが、これまでは注目されなかった両眼視という現象について』ロンドン王立協会会報128号、371〜394ページ）

合、脳がAとBの絵を融合させるおかげで、小さな正方形がひとつと大きな正方形がひとつしか見えないはずだ。ただし、外側にある大きいほうの正方形の枠は、ふたつの目それぞれの網膜の対応点に投影されるが、内側にある小さいほうの正方形の枠は対応点に投影されない。このちがいによって、大きい正方形の融像と小さい正方形の融像が、奥行きの異なる平面上に現れる。

この立体鏡を用いて、ホイートストンは、図1−5に示したような平面的なふたつの絵の像が、脳内で融合され、魔法のように三次元の像として浮かびあがることを立証した。人間の視覚体系がいかにして、網膜に投影された二次元の像を結合させ、三次元に見えるひとつの像に変貌させるのか、それを示すみごとな例証だ。ホイートストンが立体鏡を発明してほどなく、最初の立体カメラが開発された。これは、ふたつの目それぞれの視野を模倣するために、ふたつの異なる視点から写真を撮影するというものだ。そうやって撮影された写真を立体鏡に据えれば、本物そっくりな鮮明な奥行きをもった像が現れる。

立体鏡はほどなくヨーロッパで大流行し、やがて立体映画《3D》が一八九〇年代に登場して、今日にいたるまで大勢の観客を映画館に動員している。立体鏡にはふたつの異なる像が用いられるが、3D映画は同じように、二台のカメラを使用し、それぞれわずかに異なる視点から撮影するという方法で制作される。映画館で3Dめがねをかけたとき、目はそれぞれ、どちらかひとつのカメラで撮影した映像だけを見ることになる。あとは脳が残りの作業を引きうけて、ふたつの像を、奥行きのあるひとつの映像に融合させる。ビューマスターというおもちゃは、スーパーマーケットでも入手できるほどありふれたものだが、同じ仕組みを利用している。それぞれの目に、わずかに異なる視点から描いた絵、または撮影した写真を見せているのだ。

立体鏡やビューマスターは、それぞれの目にひと組の立体写真の片方だけを見せることで、ふたつの像を融合しやすくさせる装置だが、多くの人は立体鏡の助けを借りなくても、目を内に寄せるか、そのページを〝透かす〟ようにして見ることで、ふたつの像をひとつにまとめることができる。試しに、図1-5の左右の絵を〝自主的に融合〟させて、内側の正方形をページのなかへ引っこませる、またはページから飛びださせることができるかやってみよう。目を寄せる方法でふたつの像を融合させると、内側の正方形は飛びだし、紙を透かして見る方法で融合させると、内側の正方形は外側の正方形のうしろへ引っこむはずだ。

脳の臨界期と可塑性

子どものころ、なぜ人々がビューマスターをあんなに楽しそうにのぞくのか、ずっと不思議に思っていた。このおもちゃをのぞいても、わたしにはディズニーのキャラクターやスーパーマンが自分のほうへ飛びだしては見えなかった。見えるのはただ、平面的な写真だけ。そして大学生になって、こう考えた。いまは、少なくとも理論のうえでは、ほかの人々が何を体験しているのか理解できる。だが、ほんとうに彼らが何を見ているのか想像できているのだろうか。あらたに知識を得たことにより、わたしは、はたして人はみずから一度も味わったことがない資質や感覚を想像できるのかと疑問に思うようになった。

そこで、完全な色覚異常の人について考えてみた。彼らはまったく色が見えず、黒色と灰色と白色の世界に生きている。はたして彼らには、赤い色がどんなものか想像がつくだろうか。たとえば、色覚の背景となる科学知識をすべて得ていたらどうだろう。そうした知識があれば、現実世界では見えないものを心の目で見ることができるのではないか。こうした問いへの答えを知りたかったが、自分で答えが見つけられるとはとうてい思えなかった。授業で立体視の発達について読んだり学んだりしたかぎりでは、ごく幼い時期に斜視を生じたわたしがおとなになって立体視力を得るのは不可能だからだ。

二十世紀なかばからずっと、科学界および医学界は、斜視と、それに関連する障害で弱視と呼ばれるもの（視力がかなり弱い状態）を、〝人生初期の臨界期に矯正しなければ視覚に恒久的な変化がもたらされる発達障害の典型例〟として挙げてきた。このような推論の根拠のひとつに、ハーバード医学大学院のデイヴィッド・ヒューベルとトルステン・ウィーセルが行なった実験がある。わたしが講義で教授から聞かされた、猫を使ったあの実験だ。

この視覚実験の猫たちと同じように、わたしも幼児期からふたつの目を協調させて動かすことができなかった。もし、眼位（目の位置）がまっすぐそろっていて、ふたつの目で同じ物体を見ることができていたら、それぞれの目から情報を運ぶニューロンは、視覚野にある両眼性のニューロンに同じ内容の情報を伝えていただろう。現実には、眼位にずれがあり、左右の目がそれぞれ異なる物を見ていたため、脳のなかの両眼性ニューロンは相容れないふたつの情報を受けとっていた。おかげで、ふたつの目のあいだに競合関係が生じ、ニューロンのひとつひとつをどちらか一方の目が勝ちとって専有することとなった。いま、脳内のニューロンはそれぞれ、ひとつの目だけの情報に反応している。こうした変化はおそらく、生後一年までの期間に生じるものと思われるが、わたしの目が外見上はまっすぐそろったのは七歳のときだ。この年齢ではもう、臨界期は過ぎており、わたしの脳は立体視をさまたげる形で配線されてしまっていた。視覚の発達における臨界期について大学で学ぶうちに、わたしは、自分の視覚を変化させるのはもはや手遅れだと結論せざるをえなかった。

とはいえ、ごく最近の科学研究では、おとなの脳はこれまで認識されていたよりも〝可塑性がある〟、つまり配線を変えうることが示されている。脳の一部の回路は、行動や経験をつうじて一生のあいだずっと変化していく。現在、科学者たちは比較的新しい脳画像診断という技術のおかげで、人々が何かあらたなことを学ぶたびに脳のなかに生じる変化を観察することができる。成人後でもブライユ点字の読みかたを学べば、脳のなかで、点字を読む人差し指から触覚情報を受けとるニューロンの数が増える。ヴァイオリニストは右手で弓を持ち、左手の指で弦を押さえるが、ヴァイオリンを弾くとき、左手は右手に比べてそれぞれの指の動きの独立性が高い。一九九〇年代に、科学者たちは磁気源画像（ＭＳＩ）を用いてヴァイオリニストの脳を調べ、運動野で指のコントロールに割りあてられるニューロンの数は右手よりも左手のほうが多いことを発見した。

宇宙飛行士の適応力

何を隠そう、大学を卒業して二十年後にわたし自身も、脳の可塑性を示すすばらしい実例を目の当たりにした。それは、夫のダンがスペースシャトルでの最初の任務を終えてもどってきたときのことだ。思えば、宇宙飛行士に志願したと彼から告げられたのは、ちょうどわたしたちがつきあいはじめた一九七六年だった。わたしにはこの目標が現実的なものとは思えなかったが、ダンは地道な努力を重ね、一九九二年にＮＡＳＡの宇宙飛行士隊に入ることを認められた。そして四年後に、スペースシャトルでの最初の任務に就いた。

スペースシャトルで地球の軌道を回るとき、宇宙飛行士たちは〝自由落下〟の状態にある。シャトルも周囲の物体もみんな一緒に地球に向かって落ちているのだ。なのに地表に墜落しないのは、シャトルが地球に接触することなくまわりを旋回するのにちょうどいいスピードで地球の軌道を進んでいるからだ。おかげでシャトル上の宇宙飛行士や物体は、すべて宙に浮かんでいるように見える。宇宙を飛行するのはすばらしい体験で、グライダー飛行やバンジージャンプよりずっと刺激的だとダンは言うが、自由落下状態での生活にはそれ特有の問題がある。目を閉じているあいだは、上下の感覚がまったく得られない。わたしたち地上にいる者にとって、〝下〟とは、地球の中心の方向を指す。軌道を回る宇宙飛行士にとって、〝下〟とはあくまで主観的なものだ。たとえばスペースシャトルの床かもしれないし、たまたま自分の足がある場所かもしれない。宇宙飛行士の場合、自分で上下の感覚を構築しなくてはならないのだ。

ダンが最初の任務に就いているあいだ、当時十歳だった娘のジェニーは、父親が帰ってきたあとで宇宙飛行からの回復をテーマにして科学研究コンテストのプロジェクトをしあげようと決心した。宇宙からもどってきた当日、ジェニーはダンに、目を閉じて腕をまっすぐ上に伸ばしてほしいと頼んだ。彼は水平な面から六十度くらいまでしか腕をあげなかったが、わたしたちほかの家族は、目を閉じた状態でも難なく垂直方向を判断し、まっすぐ上に腕を伸ばすことができた。次にジェニーが、目を閉じて片足で立つよう求めると、ダンはたちまち体がぐらついて倒れた。そして、目を閉じたまま寝室のドアから浴室のドアに向かってまっすぐ歩くよう求められると、ダンは三十度それた方向に歩いていき、どしんと書棚にぶつかった。わたしたち家族は笑いころげた——われらが宇宙の英雄がこんなにヘマばかりするなんて、と。

こう書くと、ジェニーの実験によって示されたのは、宇宙にいるあいだにダンの運動感覚能力が衰えたということだと思うかもしれないが、そうではない。ダンは根本的に異なる環境、大気圏外の微重力状態に適応していたのだ。地球にもどってきた当初、彼はまだ宇宙にいる感覚で動いていた。大気圏外の自由落下状態にいると、内耳の感覚器官である前庭器官が正常に働かなくなる。地球にいるあいだは、頭を下に傾けたときにそれにつれて目の前の世界が上昇するように見えるため、頭が下がっているのだとわかる。また、首の筋肉の感覚受容器が、首が曲がったことを脳に報告し、内耳の前庭器官が、頭が地表に向かって動いていることを知らせる。大気圏外にいるとき、ダンの視覚系と首の筋肉の感覚器官は頭の〝下への〟動きを報告するが、前庭器官は報告してくれない。こうした感覚器官どうしの矛盾に適応しないかぎり、彼は自分が空間のどこにいるのか、どのように動いているのかを知ることができない。

では、ダンはいかに対処したのだろうか。脳は、ふたつの目からの情報を融合してひとつの絵にするわけだが、同様に、たくさんの感覚器官から送られてくる情報をすべて統合して、一貫したひとつの世界像を作りあげる。人は友人の唇が動くのを見てから、その声を聞くのではない。あるいは、唇の色を見たあとで、その形を見るのではない。こうした情報はすべて一瞬のあいだに入ってくる。ところが、宇宙空間では、前庭系からの情報とほかの感覚からの情報がうまくかみあわない。微重力のなかで体を動かしはじめて数時間ないし数日のうちに、ダンは矛盾する前庭系の情報を無視し、視覚からの情報に重点を置くようになる。つまり、環境に適応したわけだ。おかげで、新しい環境のなかを楽しく軽々と遊泳できるようになった。すばやい変わり身。なんという、すばやさだろう！　微重力空間についてSF小説で読んだり映画で見たりするものの、地上にこうした空間は存在しない。スペースシャトルのなかで、ダンは地上ではけっして体験することのない環境に対処するすべを身につけた。ものの数日で、世界の感じかた、解釈のしかたを再編したのだ。

地球に帰還して三日めに、ダンが正常にもどったことをジェニーは発見した。平衡感覚が回復し、上下の感覚がもどった。それればかりか、三回めの宇宙飛行、つまり二〇〇一年に行なった十二日間の任務の終了後、ダンはもはや地球の重力に再適応するのに苦労しなかった。わずか三回宇宙に旅しただけで、ふた通りの存在のしかたを身につけたのだ。彼はいまや大気圏外での運動感覚系と地上での運動感覚系を持ち、一方からもう一方へと、わずか数時間のうちに切りかえができる。当然ながら、わたしたちは、地球の軌道を回る宇宙船の自由落下空間で生活するようには進化していない。だが、たとえ地上の環境ではなくても、その変化に適応する能力を持っているのだ。

かすかな希望

一九九〇年代に、ダンが宇宙飛行のあと知覚と運動の方法をいかに変えたかを目の当たりにして、わたしはまたもや、世界を見るときの自分のやりかたを変えることはできないだろうかと考えた。宇宙飛行に適応するために、ダンは新しい環境と相互作用しなくてはならなかった。そして宙を漂って物に触れながら大気圏外の微重力のなかで効率よく体を動かす方法を身につけていき、そうすることで、脳の回路を変えた。同じように、ブライユ点字を読む人やヴァイオリンを弾く人の脳を調べた結果から、本人の行動や習慣がニューロンの配線に影響をもたらすことが示唆されている。

とはいえ、従来の通説によると、わたしの場合、体の動きとはいっさい関係なしに視覚障害の原因を説明できる。すなわち、眼位がずれている左右の目がそれぞれ異なる対象物を見ていたため、自分の情報を視覚野のニューロンに伝えようと競いあうはめになり、結果として、個々のニューロンをどちらか一方の目が勝ちとって専有しているという説明だ。わたしの視覚、この特殊な脳の配線が生じた要因は、左右の目と視覚野のニューロンとのあいだの相互作用だけで説明できる。この考えかたを採れば、日常生活でわたしがいかに目を使っているか、それが視覚の回路にどんな影響をおよぼす可能性があるかなど、関係ないことになる。

だが、行動や習慣が神経回路を作り変えるのならば、ひょっとして、わたしの視覚上の習慣もまた、視覚神経の配線にずっと影響をおよぼしてきたのかもしれない。わたしは、たいていの人がやるのと同じようにふたつの目を動かしたり使ったりしてはいない。自分のやりかたでそれなりに自信をもって的確に体を動かせるため、視覚習慣が固定化されてしまった。もしかすると、ニューロンがシナプス結合を取りあうという局所的な要素だけでなく、わたし自身の行動と習慣が、視覚脳の形成になんらかの役割を果たしてきたのではないだろうか。ひょっとして、今後、物の見かたを変えざるをえないような体験をすることによって、視覚野の回路を修正しうるかもしれない。ひょっとして、自分は立体的に物を見られるようになるかもしれない。

こうした考えを頭に抱いて、わたしは大学時代に目をとおした視覚の発達に関する科学文献をもう一度調べてみた。脳の可塑性にまつわる刺激的な発見が、斜視の治療にも応用されていないか確かめたかったのだ。だが、二十一世紀に変わろうというときにおいてすら、そしておとなの脳の順応性を示す証拠がじゅうぶんあるにもかかわらず、最新の論文にも文献にも、立体視力における臨界期という考えに疑問を投げかける記述はなかった。

もし、このとき、検眼学の少数派が書いた論文や文献を調べていたなら、わたしのように生涯をつうじて斜視だった人間の視覚についてさえもリハビリ訓練のやりかたを編みだした臨床医に出会っていたことだろう。残念ながら、ほとんどの科学者と同じく、わたしもこうした検眼医の存在や業績を一度も耳にしたことがなかった。というわけで、臨界期と斜視について再び精査したあげく、以前と同じ結論に達することとなった。もし二〇〇一年に、今後あなたは立体視力を得られるかと訊かれたら、わたしは、年齢を経た脳が変化できる範囲には限界があると答えていただろう。幼児期から内斜視だった人間は、何があっても立体視力を得られないはずだと。そしてわたしは、物心がつく前からずっと内斜視だった。

第二章

混乱していた幼少期

「ほんものって、どんなもの？」ある日、うさぎは革の馬にききました。ばあやが部屋を片づけにくるまえに、子ども部屋の暖炉の近くにふたりならんでいたときのことです……

「ほんものというのは、体がどんなふうにできているかということではないんだよ」馬は答えました。「心と体に何が起こるかってことなんだ。子どもが長いあいだかわいがってくれたとき、ただいっしょに遊ぶんじゃなくて、心からほんとうにかわいがってくれたとき、きみは〝ほんもの〟になる」（中略）

「きゅうに、ぱっと変わっちゃうのかな、ぜんまいを巻かれたみたいに？」うさぎはききました。「それとも、ちょっとずつそうなるの？」

「きゅうに、ぱっと変わるんじゃない」革の馬は答えました。「そうなっていくんだ。長い時間をかけてね」

——マージェリィ・ウィリアムズ『ビロードうさぎ』

斜視の診断

「ぼんやりしないで、ぼんやりしないで」

わたしが子どものころ、両親は何度も何度も耳元でささやいた。これは暗号のメッセージで、おまえの目が内に寄っているから、そろそろ空想にふけるのはやめてしゃきっとして、目をまっすぐそろえなさい、と告げているのだ。

わたしの目の位置がずれていることに両親がはじめて気づいたのは、わずか生後三カ月のときだった。かかりつけの小児科医に相談したところ、まだ幼なすぎて斜視かどうか判断するのはむずかしいですねと言われた。乳児の鼻は平らに広がっていますし、目もとにはしわがありますから……。これは一九五四年のことで、当時は小児科医の多くが、幼児期に斜視を発症すると生涯にわたって立体視力を失いかねないことを知らずにいた。斜視ぎみの子どもでも自然に目がまっすぐそろうことがけっこうあるから、成長して症状が消えるかどうか待ってみてはどうか、と医師は提案した。

二歳になっても、わたしはまだ寄り目がちだった。ちょうど家族そろってコネティカット州に引っこしたばかりだったので、おばが、ロッコ・ファザネッラにわたしを診せてはどうかと勧めた。とても評判のいい眼科医だし、コネティカット州ニューヘブンのイェール大学病院で外科の主任眼科医を務めていたからだ。開業当時、ファザネッラ医師は、ニューヘブンにあるおばの実家の一階に診療所を構えていた。おかげで、わたしたちはこの評判医への紹介状をすんなりと手に入れられ、両親は彼に診てもらえるのはとても幸運だと考えた。

はじめての診察で、ファザネッラ医師は、わたしの目に関する両親の懸念が当たっていたことを裏づけた。〝恒常性の交代性内斜視〟との診断をくだしたのだ。交代性内斜視《エソトロウピア》って？　ふたつの単語が合わさったこの快活なリズムの名称に、両親は不穏な響きを感じた。じつは、〝エソ〟はギリシア語が起源で〝内側〟を意味し、〝トロウピア〟もやはりギリシア語が起源で〝向いている〟を意味する。わたしが片方の目で何かを見つめる、つまり〝固視する〟と、もう一方の目は鼻のほう（内側）へ動く。しかも、固視する目を右から左、左から右へと切りかえているので、〝交代性内斜視〟ということになる。また、目が内に寄った状態がつねに存在することから、わたしの内斜視は恒常性でもある。もし、〝固視していない〟目が内ではなく外に向いていたら、

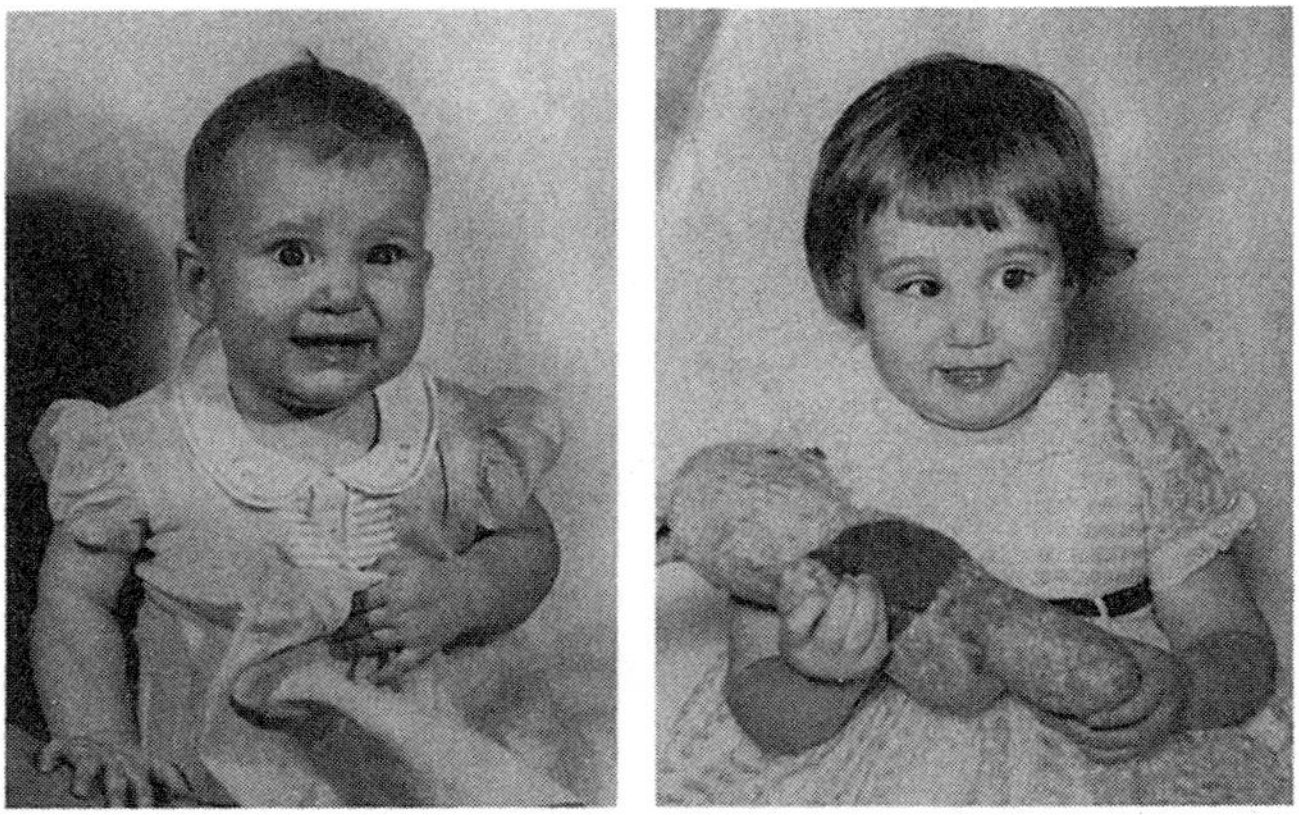
図2－1　乳児期と幼児期のわたしの写真。どちらの写真においても、わたしは片目だけで物を見て、もう一方の目は内に向けている。（バリー家の家族写真）

わたしの目は寄り目ではなく〝離れ目〟に見えていただろう。そして内斜視ではなく外斜視と診断されていたはずだ。不安がる両親に、ファザネッラ医師は、子ども全体の四～五パーセントがなんらかの形の斜視を発症しているが、そのほとんどがわたしのような内斜視なのだと説明した。

診療のたびに、医師は左目でペンライトを見つめさせて、右目を遮眼子《しゃがんし》で覆った。遮眼子というのは、大きなスプーンを平べったくしたような器具だ。わたしがペンライトをじっと見つめているあいだに、医師は遮眼子を右目から左目に移し、右目がペンライトを見つめるためにまっすぐ前を向いて、遮眼子で覆われた左目が内に向くのを確認した。右目をまた覆うと、今度は左目が外のほうへ動いてペンライトを見つめ、遮眼子に覆われた右目が内に向いた。つまり、見るという作業を行なっている目が左右のいずれであっても、その目をまっすぐ前に向けることができたわけだ。内斜視の子どもの大半がそうだが、わたしは非マヒ性の斜視だった。いずれの目もなんら問題なく眼窩内で動かせた。筋肉もちゃんと機能していたが、両眼の協調がとれていなかったのだ。

はっきりした診断がくだされたことに両親はほっとし、この子が歩くのにひどく苦労していて、すぐに泣きだしたり床に頭を打ちつけたりするのは、視覚に障害があるせいではないかと訊ねた。医師は、わたしの奥行き認知力が乏しいことを両親に告げた——だが、それ以上は何もつけ加えなかった。一九五〇年代の医師たちは、現在に比べてはるかに視覚に関する知識量が少なく、たとえば内斜視のような両眼視に関わる障害が子どもの発達に影響をおよぼす可能性を真剣に考えていなかった。もし、わたしがいま生まれていたら、両親はもっと詳しい回答を得ていたことだろう。

視覚の発達過程

人間の赤ん坊は目を大きく見開いて生まれるが、いったい何を見ているのだろうか。偉大な心理学者のウィリアム・ジェームズは、乳児は〝とほうもなく騒々しい混乱〟のなかに生まれてくる、と記した。ところが、乳児を対象にしたさまざまな研究によって、乳児の世界はジェームズが想像したほど混乱していないことが示唆されている。実のところ、赤ん坊の知覚世界はおとなのものとはかなり異なる。誕生時には、網膜の中心窩はじゅうぶん発達していない。この領域は最も鋭敏な視覚をつかさどるため、乳児はおとなほどはっきり物を見ていないことになる。また、新生児はいろいろな視点距離に目の焦点を合わせる能力を持たない。鮮明に焦点が合うのは二十五センチほどの距離だけで、これはちょうど、授乳中の母親の顔が見えるあたりだ。ところが、新生児には生まれながらの知覚能力がある——生後わずか九分後にはもう、人間の顔を好んで見たがるのだ。

さらに言えば、ごく幼い乳児の目は、つねにまっすぐそろっているわけではない。日に数回ほど横にずれることがあるが、こうした協調の乱れは、ふつうは斜視に発展しない。視線がずれた状態が固定化するのは、早くて生後二カ月から三カ月後ごろだ。授乳する母親の顔の距離だけでなく、さまざまな距離に視点を合わせようとして目を動かしはじめるせいで、目の協調が乱れるのかもしれない。乳児は目を内に寄せることで近くの物を見るようになり、次に、外に開くことで遠くの物を見はじめる。乳児のほとんどは、こうした眼球寄せ運動の能力を生後十二週ごろまでに示す。同じ時期に目の中心窩が成熟して、より鮮明な視覚が得られるようになり、遠くも近くもともにはっきり見るために水晶体の焦点を合わせる能力が発達する。

赤ん坊の目の動かしかたを観察することはできるが、実際に何を見ているのか判断することは、それよりもはるかにむずかしい。はたして赤ん坊は、生後数週のあいだ三次元で物を見ているのだろうか。人間のふたつの目は物理的に離れているため、それぞれの視野はわずかにちがっており、脳はこのちがいを利用してわたしたちに立体視をもたらす。したがって、立体視を発達させるためには、赤ん坊の脳は左右の目に映る像を比較しなくてはならない。つまり、どちらの目が何を見ているのか知る必要がある。

赤ん坊が何を見ているのか判断するひとつの方法は、どんなものを見たがるか調べることだ。

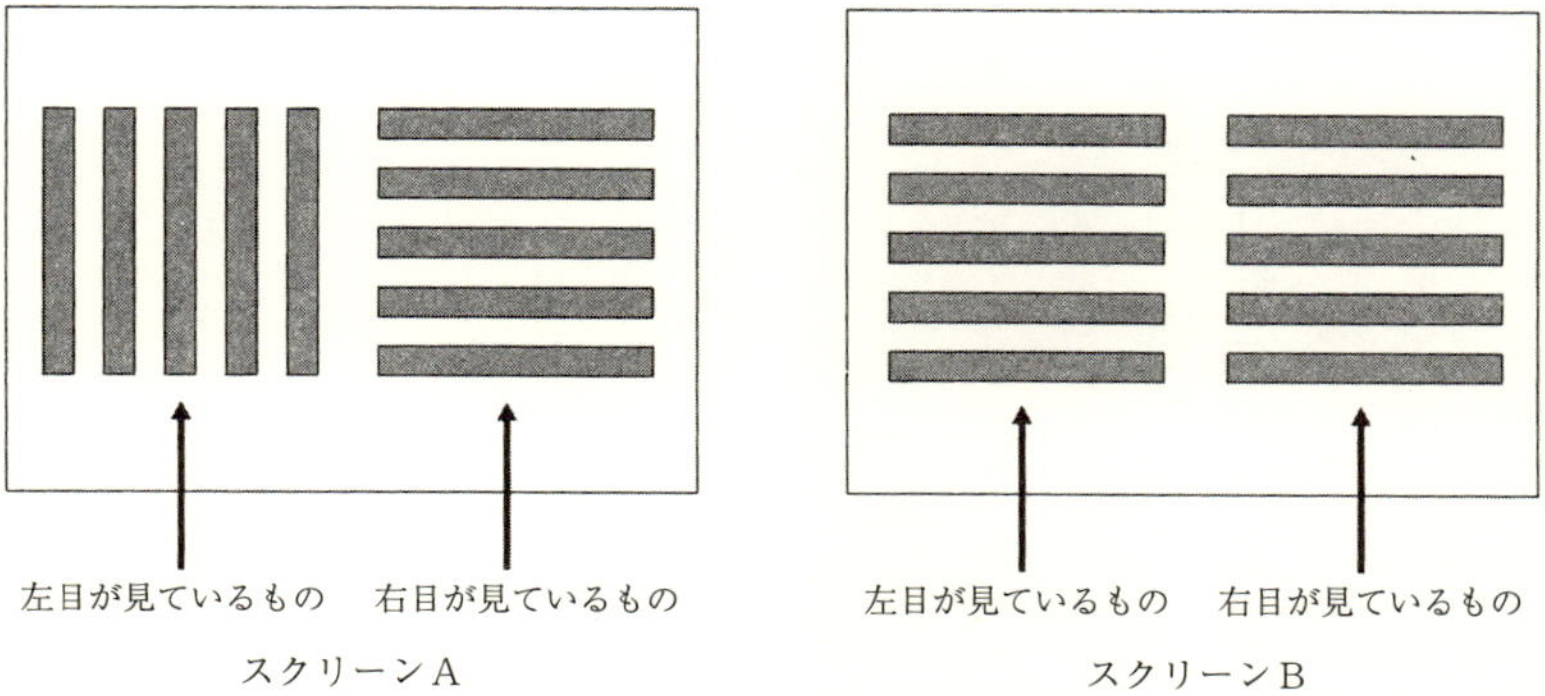

図2－2　選好注視実験。（下條信輔、J・バウアー、KM・オコンネルが1986年に行なったものを改作。「乳児における立体視以前の両眼視」『ビジョンリサーチ』26号、501～510ページ）

科学者たちはいままで、この〝選好注視〟実験によって、乳児がいつの時点で立体的に物を見はじめるのかを調べてきた。たとえば、脳が両眼の像を比較しはじめる時期を確定するため、マサチューセッツ工科大学（MIT）の科学者たちは、実験に参加させることを両親が同意した健康な赤ん坊にポラロイドゴーグルをつけさせた。このゴーグルは、3D映画館で着用する偏光《ポラロイド》めがねによく似ている。ゴーグルを着用後、赤ん坊は図2－2に描かれたような異なるふたつのスクリーンを見せられる。ゴーグルを着用してスクリーンAを眺めるとき、赤ん坊は片目で垂直の線の絵を、もう一方の目で水平の線の絵を見ることになる。スクリーンBを眺めるときは、左右それぞれの目が、まったく同じに描かれた線を見ることになる。この状態で、科学者たちは赤ん坊がどちらのスクリーンを長く眺めているのかを確認した。

試しに、目を内に寄せるか、ページを透かすようにして見るやりかたで、スクリーンAのふたつの絵をひとつに合体させてみよう。やろうと思えば、ふたつの像を融合させて、水平の線と垂直の線が重なった格子の像を得られることがわかる。あなたはおそらく、一瞬だけ水平の線の絵を見て、次の瞬間は垂直の線の絵を見ているだろう。あるいは、得られた像の一部は水平の線で、べつの部分は垂直の線なのかもしれない。ともあれ、水平の線と垂直の線が実際に交差する場所は見ることができない。こうして〝両眼視野闘争〟が生じる。つまり、無意識に、ひとつの像からもうひとつへと認識の対象を切りかえつづけているわけだ。この視野闘争は、室内実験において知覚を検査する一般的な手段ではあるが、視覚の正常な人間が日常生活でふつうに体験するものではない。ふだんは、融合可能な類似した像がふたつの網膜に映るように目を動かしているからだ。

生後およそ四カ月に達するまでは、実験に参加した赤ん坊がより長い時間見つめていたのは、一方の目に水平の線を、もう一方の目に垂直の線を見せるスクリーンだった。ところが、その後はがらりと嗜好が変わり、左右の目に同じ線を見せるスクリーンを好むようになった。おそらく生後四カ月に達するまで、乳児の脳はどの情報がどの目から送られているのか判断できず、右目と左目の情報を一緒くたにしているのだろう。だが、生後四カ月を過ぎると、左右どちらの目から情報がもたらされているのか判断がつき、視野闘争が生じる。そこで赤ん坊は、相容れない垂直の絵と水平の絵を見せるスクリーンから目をそらすようになる。

驚くことではないが、のちの実験によって、赤ん坊は生後およそ四カ月までは立体的に物を見ていないことが実証されている。その実験では、科学者たちは健康な赤ん坊にポラロイドゴーグルを着用させて、ふたつの異なる立体画を見せた。ホイートストンが考案した立体画と同じように、左右それぞれの目にべつべつの像を提示するわけだ。ふたつの像がそっくり同じであれば、赤ん坊は平面的な絵を見る。片方の目に映る像がもう片方に映る像と少しだけちがっている場合、立体視ができる赤ん坊はふたつの像を立体的なひとつの像に融合させるが、立体視ができない赤ん坊は平面的な絵を見る。実験に参加した赤ん坊たちは、生後およそ四カ月になるまで、どちらかの立体画をとくに好むことはなかった。ところが、その時期を過ぎると、立体的な絵を眺める時間のほうがはるかに多くなった。こうした結果から、科学者たちは、目を内に寄せる能力、ふたつの像を融合させる能力、立体的な奥行きを認識する能力の三つは、ほぼ同時期に発達するのではないかと推測した。

ちぐはぐな世界

前述のような実験は、乳児がいつ、どのように内斜視を発症させるのかに関し、重要な手がかりをもたらしてくれる。内斜視が生じやすい時期は、人生において二回ある。最初の〝乳児内斜視〟が生後およそ二、三カ月で生じるのに対し、ふたつめの〝調節性内斜視〟は、一般的にもっとのちの時期、二歳から三歳ごろに発生する。わたしの場合は、乳児内斜視だった。生後三カ月ごろにはもう、目が内に寄りはじめていたのだが、当初、両親は判断をつけかねていた。というのも、あるときはふたつの目がまっすぐそろい、べつのときにはそろっていないという状態だったからだ。ところが、その後二カ月ほどで、目のずれが頻繁に生じはじめ、やがてそれがいつものこととなった。こんなふうに習慣化したのは、ふたつの目の像を融合できなかったせいだ。

融像能力の発達をさまたげて内斜視をもたらす要因は多数あると言われている。出産時の外傷、乳児期の高熱、眼窩内における眼位のわずかなずれ、左右の眼筋の強さのわずかな不均衡、視覚の発達障害など、さまざまな理由から斜視は生じる。斜視が遺伝する家系もいくつか事例がある。だが、わたしの両親が気づいたような両眼の協調のわずかな乱れが、時間の経過とともに深刻化して恒常的な寄り目を生じることもある。わたしは、ふたつの目の像を融合させる能力が弱いせいで、空間のどこに物体があるのかうまく把握できなかった。実のところ、目を内に寄せるのは、この問題を切りぬけるためのひとつの方法だったのだ。

乳児は視覚、触覚、動きをつうじて空間の感覚を身につける。ある代表的な研究では、マサチューセッツ工科大学の科学者たちが、子猫が自分の手足の動きを注視できるようになってはじめて、正確に物に触る能力を身につけることを実証した。同じように、人間の赤ん坊も両眼視と立体視を発達させると同時に、片手で物をたたけるようになる。生後三、四カ月ごろには、赤ん坊はしょっちゅう、体の中央にまっすぐ引いた線（正中線）の上で両手を合わせるようになる。この動作は簡単に見えるが、実は空間について学習を始めるのにきわめて効果的な方法だ。両手を正中線に持ってくるとき、赤ん坊は目の前で自分の手が動くのを見て、左右の手がたがいに触れると同時に触れられるようすを注視し、体で感じる。生後四、五カ月になると、手をまっすぐおもちゃのほうへ動かして、そのおもちゃをつかめるようになる。やがて這いはじめて歩きだすが、

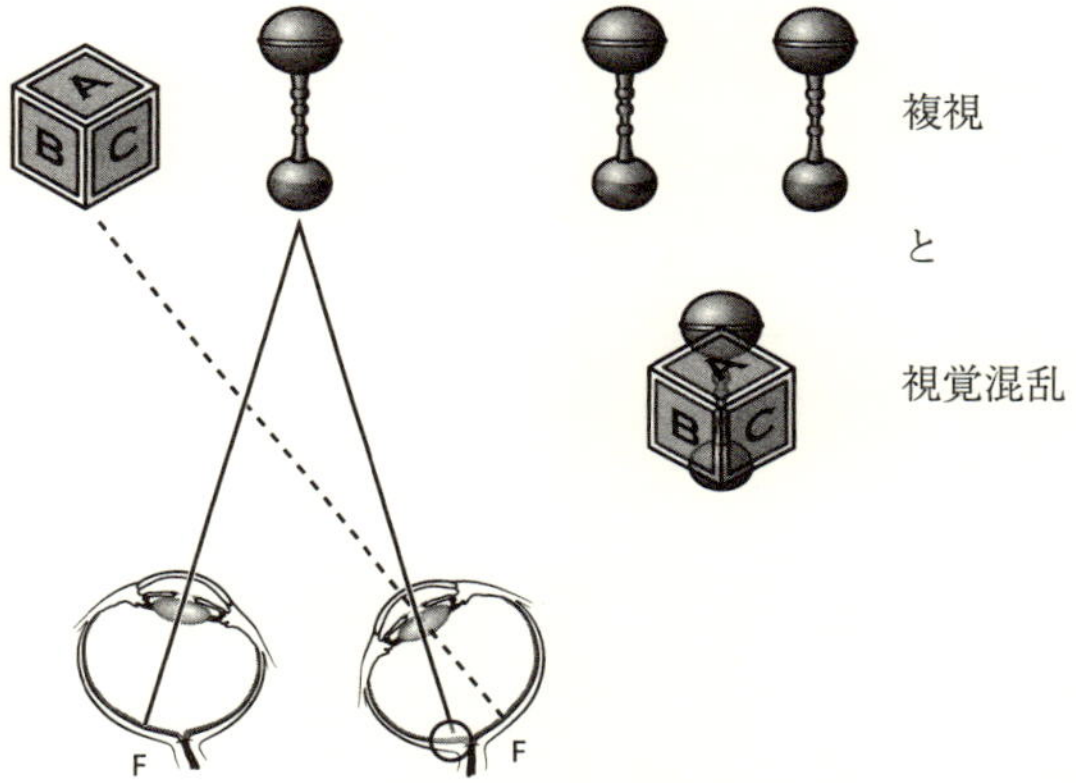

図2－3　左目はがらがらに焦点を合わせている（固視している）が、右目は内に寄って、積み木を固視している。この状況は複視（がらがらが二重に見える現象）および視覚混乱（がらがらと積み木が同じ空間位置にあるように見える現象）をもたらす可能性がある。Fは中心窩を表す。（©Margaret C. Nelson）

それにつれて距離感覚、大きさなどの量感覚、空間感覚が向上していく。視覚技能の発達があらたな運動技能を補強し、同時に補強されているのだ。

乳児期にふたつの目の像を融合できなかったのなら、わたしは複視だったはずだ（図2－3）。つまり、興味をそそられるおもちゃに手を伸ばそうとしても、その像がふたつ見えてしまう。どちらのおもちゃの像が本物なのか、どちらの像なら手で触ってつかめるのか、判断がつかない。いや、もしかしたら、複視よりもさらにやっかいなのは視覚混乱かもしれない。これは、離れた空間に存在するふたつの物体が、同じ空間にあるように見える現象だ。

視覚混乱がどんなものか感じをつかみたければ、まずは小さな鏡を、たとえば鼻の右側に掲げてみよう。ただし、反射面は鼻のほう（左側）に向けないようにする。そして右目を閉じ、左目でまっすぐ前方の物体を見つめる。次に、左目を閉じて右目を開き、部屋のべつの場所が映って右目に見えるように鏡の角度を動かす。そして両方の目をあける。おそらく、ふたつの視界が重なりあった、混乱するような感覚を体験するはずだ。

赤ん坊のころ、左右の目が空間の同じ場所を見ていなかったせいで、わたしはこの視覚混乱に陥っていた。ふたつのおもちゃを、ひとつは右の中心窩で、もうひとつは左の中心窩で見て、実際はべつべつの空間にあるにもかかわらず、同じ場所にあるものとみなしていたのだ。このように複視と視覚混乱の両方を体験していたため、ひどくちぐはぐな世界観に適応できるよう、なんらかの方法を見つけださなくてはならなかった。

そして、片目からの情報を抑制することによって、混乱した状況に適応するようになった。この方法なら、世界をひとつだけの視野で見ることができる。ごく早い時期にこの方法を編みだしたせいか、わたしは物が二重に見えていることにほとんど気づかなかった。しかし、もっと大きくなってから斜視を発症した人は、場合によってつねに複視に悩まされることがあり、そうした人の体験談によって、自分が赤ん坊のころどんな体験をしていたのかを推察することはできる。

本物はひとつだけ

教え子のひとり、セアラ・メラールは、五歳のときに斜視の一種を発症し、高校時代に絶えず複視に悩まされるようになった。わたしは彼女がどう対処しているのか知りたくて、ある日、一緒にコーヒーを飲みながら、世界がどんなふうに見えているのか訊ねてみた。セアラはこう答えた。「ふたつの像が見えますが、本物はひとつだけですからね。車を運転しているときに二台の対向車が見えることがあっても、どちらを避ければいいのかわかります」

奇妙に思えたし、何より危険な気がするので、どうしてわかるのかと訊ねた。セアラは自分が無意識にやっている行為をことばで表そうとして、しばらく考えこんだ。それから、右目で見た車の像が現状に即しているようだと答えた。つまり、右目に映った車の像のほうが、周囲のほかの物体と正しい相関関係にあるのだという。セアラの場合は、右目が確定的な位置情報を持っているのだ。彼女はさらにこうつけ加えた。授業中、黒板の前にわたしの像がふたつ見えることがあるが、この場合もやはり、本物は右目の像だけだ、と。わたしは興味を引かれた。「わたしの声は、右目で見た像から聞こえるのかしら、それとも左目のほう?」セアラは少しためらったが、声は右目で見た像から聞こえると答えた。

そして、こう続けた。「先生と握手をするとき、右目で見た手になら、ちゃんと触って握手することができます。左目の像を使おうとしたら、先生の手を握りそこなうはずです。といっても、考えてやってるわけじゃありません。あくまで無意識に右目の像を使って、先生の手をつかもうとするんです」

わたしはセアラの前のコーヒーマグを指さした。「ふたつのコーヒーカップの像のうち、どちらからコーヒーのいい香りがする?」

「そう言われてみると、右目で見たカップの像からしか香りがしません」

実を言うと、脳の重要な機能のひとつは、あらゆる感覚がもたらす情報をまとめて、一貫した知覚世界を作りあげることだ。正常な視覚の人の場合、ふたつの目から得た像が継ぎめなく合成されて、対象物のほかの物理的な特徴と結びつけられる。セアラの場合は、右目の像だけが、確定的な空間位置の情報に結びついている。つまり、右目の像なら、正確に触ったり処理したりできるわけだ。もし左目だけを使って階段をのぼろうとしたら、彼女はつまずいてこけるだろう。左目だけで見て釘を打とうとしたら、代わりに手を打ってしまうかもしれない。長年のあいだに、セアラはほぼ完全に右目に頼るようになり、ゆえに、右目の像に音や匂いなどの非視覚的な物理的特徴を組みこんできた。彼女にとっては右目の像だけが〝本物〟であって、このことがあらゆる動作に影響をおよぼしているのだ。

セアラの説明は異様に聞こえるかもしれないが、彼女の体験を再現することはできる。まずは両腕をだらんと垂らして、遠くの対象物を見つめてみよう。次に、視線はそのままで、片手の人差し指を顔から十センチ前後のところに持ってくる。そして遠くを見つめつづけながら、指の存在を意識する。おそらく指の像がふたつ見えるはずだが、これは百パーセント正常な現象だ。科学者たちはこの現象を〝生理的複視〟と呼ぶ。遠くを見るとき、対象物が左右の中心窩それぞれに像を投じるように、目が外に開く。その結果、たとえば指のような近くの物体は、ふたつの網膜の周縁にある非対応点に像を投じ、おかげで二重に見える。わたしたちはこの二重の像をめったに意識しないが、場合によっては注意を払うこともある。

さて、前述のやりかたで像がふたつ見えたなら、物が二重に見えるときにセアラが直面している現実と非現実の分裂を体験できるはずだ。視線を遠くに保ったまま、あいているほうの手で、掲げた人差し指に触ってみよう。どちらの像に触れただろう？　たいていの人の場合、しっかり中身があって手でつかむことができるのは、どちらかひとつの像だけだ。そしてもし、セアラのようにつねに二重に物が見えていたら、長年のあいだに、あなたもふたつのうちひとつの像だけに、関連する音や匂いを結びつけるようになるだろう。セアラは物に触ろうとするとき、〝本物〟の像を選んで手を伸ばす。これが、乳児期のわたしにも起きていたことだ。だが、ごく幼い時期に斜視を発症したせいで、ふたつめの像は意識からしだいに消えていき、やがてまったく見えなくなった。

片方の目の情報を無視しやすくするために、わたしは、見る作業をしていない目を内転させていた。一方の目で物を見てもう一方を内に向けているとき、対象物が像を投じる場所は、固視している（見る作業をしている）目の中心窩と、内転させた目の中心窩以外の領域になる。結果として、固視している目に映る像ははっきりと結ばれるが、内転させた目に映る像は輪郭や細部がぼやけてしまう。こういう状態であれば、内転させた目のピンぼけの像を本物ではないとみなして、見なかったふりをしやすい。内転させればさせるほど、その目に映る像はより鮮明さを欠き、無視しやすくなる。

でも、どうして、と両親は首をかしげた。わが子もそうだが、どうして、斜視の乳児はたいてい、外に目を開くのではなく内に寄せているのか。当時、ファザネッラ医師はこの問いに答えを与えられなかったが、最近の研究で、ごく幼い乳児は、たとえ正常な視覚を持っている場合でも、目を外に開くより内に寄せるほうがはるかに得意なことが判明した。つまり、情報を抑制するために片目の位置をずらす必要がある場合、固視していない目を外側ではなく内側に向けるほうが簡単に行なえるというわけだ。片目を内に向けることで、わたしは像のひとつを無視し、ひとつだけの世界を見ることができた。この方法は問題のひとつを解決したが、代わりにべつの問題をもたらした。立体視に頼らずに、奥行き感覚を発達させざるをえなくなったのだ。

科学者や医者の多くは、運動視差という、頭の動きを利用した奥行き認識の手がかりを用いることで、斜視の乳児でもじゅうぶんな奥行き感覚を発達させうるものと考えてきた。だが、実際はちがう。乳児期から斜視だった人は、視覚が正常な人よりも、運動視差を用いて奥行きを認識する能力がはるかに弱い。その結果、立体視ができないことと相まって、奥行き知覚が通常よりも大幅に劣っている。

運動視差を簡単に体験したければ、窓の外を見ながらゆっくりと頭を左右に動かしてみるといい。ただし、頭は動かしても、視線はまっすぐ前に向けたままにする。頭を右に動かすと、近くの物は左に動いて見えるが、遠くのものは頭と一緒に右のほうへ動く。次に、頭を左に動かすと、逆の現象が生じる。さらに言うなら、近くの物は遠くの物より動く幅が大きいように見えるはずだ。今度、車の助手席に乗ったら、過ぎ去っていく景色に注意を払ってみよう。近くの物は、車の動きとは逆のほうへ離れていくように見えるが、遠くの物は、車と同じほうへ動くように見えるだろう。対象物のこうした相対的な動きが、奥行き感覚を得るのに役立っている。

立体視および運動視差は奥行き感覚を得るうえで大きな役割を果たしているため、斜視をはじめとする両眼視の問題を抱えた乳児は、乏しい手がかりをもとに距離感覚と空間感覚を発達させなくてはならない。おのずと、陰影や遠近法といった〝単眼による手がかり〟に頼る割合が大きくなる。その結果、内斜視の赤ん坊の多くは、おもちゃをつかんだり、哺乳瓶を持ったりといった動作を身につけるのが遅れ、もう少し月齢があがってくると、歩行や姿勢に異常が見られることすらある。とどのつまり、人生の早い時期に立体視力を失うと、距離感覚や空間感覚がきわめて乏しくなってしまうのだ。当然ながら、ファザネッラ医師の診察を受けた当時、わたしの両親はこうしたことはいっさい知らなかった。知っていたのはただ、わが子が感情の起伏の激しい二歳児で、目をまっすぐにそろえられないということだけだった。

眼位手術の効果

最初の診察のあと、ファザネッラ医師は、わたしにとって最初のめがねの処方箋を書いてくれた。縁がぶ厚くて、レンズはガラス製。今日の軽くて安全なめがねとはかなりちがう。わたしの子ども時代の最初の記憶は、キッチンの外階段に座って、鼻と耳にずっしりかかるめがねの重さを感じていたことだ。左手のほうに石楠花《しゃくなげ》の茂みがあって、わたしはそれを見たかったが、頭を動かしたらめがねがずり落ちて壊れるのではないかと怖くてできなかった。めがねは遠近両用の二重焦点で、近くの物に焦点を合わせるほうが楽にできた。もし、わたしが調節性内斜視という特別なタイプの斜視であったなら、この二重焦点のめがねをかけることで、ふたつの目がまっすぐにそろっただろう。しかし、二重焦点めがねを数カ月のあいだ着用しつづけても、わたしの目は斜視のままだった。そこで、ファザネッラ医師は手術に踏みきることにした。

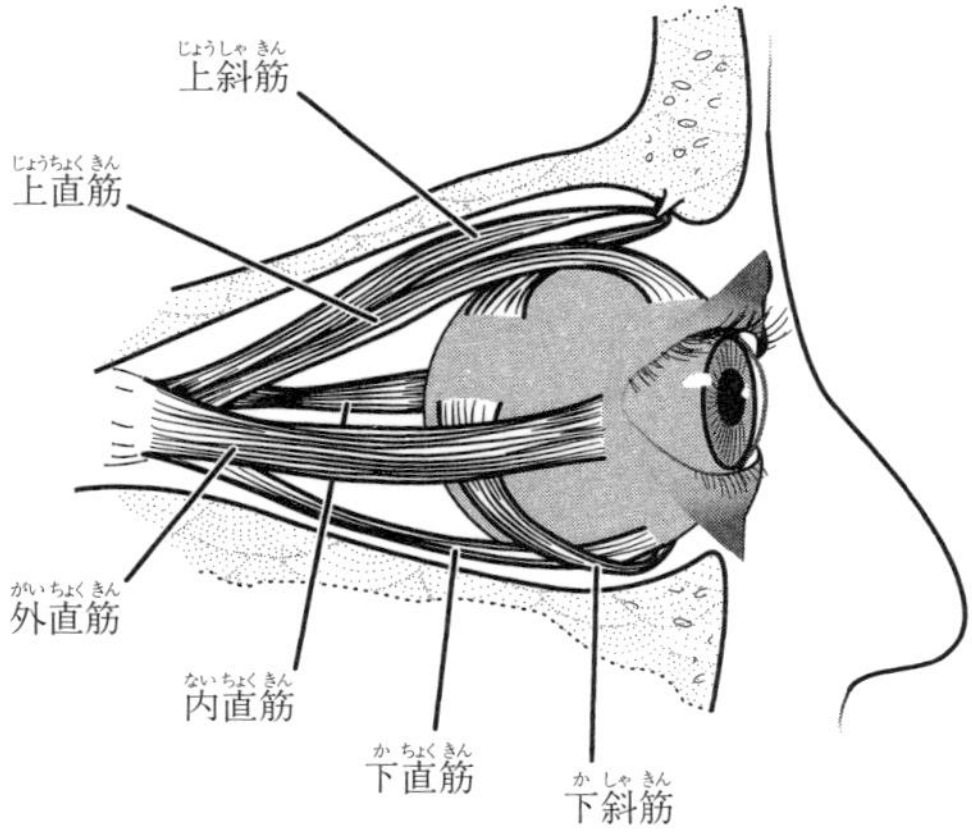

図２－４　目を動かす六つの筋肉。（©Margaret C. Nelson）

最初の手術は、生後二十八カ月、つまり二歳四カ月のときに行なわれた。ファザネッラ医師は両親に、眼窩のなかで複数の筋肉が眼球を支えて動かしていることを説明した（図２－４）。以下のような内容だ。この子の眼球を馬の頭部とみなし、目の筋肉を手綱とみなしてください。馬の頭が、たとえば、右を向いているとしましょう。左側の手綱を縮めて右側の手綱を伸ばせば、馬の頭はまっすぐ前を向くはずです。

　ファザネッラ医師は何本かの筋肉の長さを縮めると同時に、筋肉が眼球に付着する位置をずらして、眼窩内の目の位置を調整しなおした。最初の手術では、右の眼球の内直筋《ないちょくきん》の位置をずらし、目を内側に引っぱるこの筋肉の機能が弱まるようにした。目が内向きになりがちなのを防ぐためだ。また、外直筋《がいちょくきん》の位置も変えて、目を外側に引っぱる力が強まるようにした。こうした処置を施したあと、医師はカルテに、いずれもう一方の目にも手術を施す必要があるだろう、と記した。〝内斜視の度合いがかなり強いことがその理由である〟。実のところ、最初の手術の前に、医師は一回の手術ではすまないだろうと両親に告知していた。両親は医師を信頼し、この診断結果を受けいれた。

一年後、二回めの手術が左目に施されて、右目と同じ部分の筋肉が縮められ、同じやりかたで眼球に付着する位置がずらされた。斜視の場合によくあることだが、長年のあいだに目の位置が垂直方向にもずれていき、二度の手術を経たあと、左目の眼球がいつしか右目よりもやや高くなっていた。そこで、わたしが七歳のときに、ファザネッラ医師は三回めの手術を施し、右目を上のほうに動かした。また、左の内側直筋の腱を部分的に切除して、目を内に向ける力をさらに弱めた。

この三回めの手術のことを、わたしははっきりと覚えている。細長い病室には、ベッドが二台あった。一台はわたし用、一台は母用だ。入院中、母の友人のエピーが見舞いに来た。彼女はこの病院の看護師で、指人形を持ってきてくれたが、わたしは何年も大切にしてしょっちゅうこれで遊んだものだ。人を心から元気づけるような、賢くて温かい雰囲気のある人だった。何年ものちに母から聞いた話によると、このエピー、本名フローレンス・ウォルドは、イェール大学病院の看護部長で、アメリカで最初のホスピスを創設した人なのだという。七歳の子どもでも偉大な人はわかるものなのね、と母はそのときしみじみと言った。

手術室に運ばれる途中、長い手術着をまとった男の人が、ひどい悪臭のする細いチューブを持ってやってきた。

「この匂いは好きかな?」と、男の人は手術用マスクの下から訊ねた。

わたしが好きじゃないと答えると、男の人は、十回ほど深く息を吸いこめばこの匂いは消えるはずだよと言った。わたしは勢いこんで吸ったが、わずか三回吸っただけでふっと意識を失った。しばらくのちに、回復室で目を覚ましたとき、あのチューブには自分を眠らせるガスが入っていたのだと気がついた。数回深く吸ったら匂いが消えるだなんて、なんという言いぐさだろう。どうして、ガスがわたしを眠らせるのだとありのままに言わなかったのか。まさか、ファザネッラ医師が目にメスを入れるときに起きていたい、とわたしが駄々をこねると思ったのだろうか。

目を覚ますと、つけ心地の悪い眼帯が右目にあてられていた。眼帯は二週間のあいだ毎日取り替えられ、その間《かん》ずっと、わたしは自宅のベッドで安静を強いられた。だが、埋めあわせもあった。ずっと犬を欲しがっていたのだが、二週間の回復期のあと、両親がいきなり近所の家にわたしを連れていき、子犬に引きあわせてくれた。わが家で最初のペットだ。

両親はファザネッラ医師に全幅の信頼を寄せていたし、わたしは医師がすごくやさしい人だと知っていたので、手術そのものは怖くはなかった。とはいえ、目が見えなくなるのが心配だった。子どものころはずっと、ほぼ毎晩のように暗闇のなかで目を覚ましては、廊下の明かりがいつもどおり寝室の扉の下から差しこんでいるのを確かめた。しかもきまって、まずは一方の目で光を確認し、それからもう一方の目で確かめるようにした。そして目が両方ともまだちゃんと見えるのを確認すると、たちまち眠りに戻った。

手術後は、たしかによく見えるようになった。両親もわたしも結果にはいたって満足していた。

両眼がほぼつねにまっすぐそろうようになったからだ。上を向いたときに最も眼位がそろうので、眉を持ちあげて目を大きく見開く頻度が高まった。頭が小さいわりに目が大きかったことと、目を上向きにするこの癖があいまって、わたしの表情はびっくり仰天した虫みたいに見えた。皿のようなどんぐり眼《まなこ》のせいで、学校写真の撮影にはいつも悩まされた。カメラの前でまっすぐにそろえようとするあまり、目が前に飛びだしているように見えたのだ。クラス写真を家に持ち帰ったとき、両親は出っぱった目について何も言わなかった。わたしの写真一式と、それよりはるかに愛らしいきょうだいの写真を一緒に購入し、黙って写真全部を引き出しにしまいこんだ。学校のみんなには〝蛙の目〟と呼ばれたが、両親とその友人たちは、ことあるごとにきれいな目だと言ってくれた。だから、心ないあだ名や滑稽な写真にめげることなく、飛びでてはいてもまっすぐそろった目に、わたしは満足していた。

見た目はまっすぐそろったが、わたしはなおも目を正常に使えなかった。つねに一方の目からもう一方へ切りかえているのだと、ファザネッラ医師は言った。そして、わたしを〝切りかえ屋さん〟と呼んだ。もし、左右どちらかの目だけをほぼつねに使っていたのなら、使わないほうの目は視力を失っていたかもしれない。そうではなく、交互に使っていたおかげで、両眼とも良好な視力を保ちつづけた。ファザネッラ医師はおおむね成果に満足しているようすで、わたしは三回の手術にちゃんと耐えた自分を誇らしく思った。奥行き認知力がやや弱いと言われたが、立体視力がないことはだれも教えてくれなかった。両親が隠していたわけではない。ふたりはただ単に、わが子に欠けているものを認識していなかっただけだ。というわけで、大学でのあの運命的な講義のときまで、わたしはこの事実を知らずにいた。

わたしの場合、見かけはまっすぐそろっても、目の使いかたは変わらなかった。手術の前と同じやりかたで物を見つづけていた。こうした状況は、斜視の子どもの多くに見られる。生後一年を過ぎて手術を行なった場合はとくにそうで、この生後一年という期間は、立体視力の発達における臨界期とみなされている。また、わたしの目の見かけはそろったが、自然が意図するような形でそろったわけではない。眼位を調整しなおしたとき、外科医はやりすぎに注意し、寄り目の子どもから離れ目の若者へと変貌させないようにする必要があった。そのため、三度の手術後もなお、わたしの目はぱっと見には正常だが、やはりわずかに内に寄っていた。すでに目の使いかたが習慣化されていたことを考えると、ふたつの目の像を融合して立体視力を発達させる可能性は低かった。わたしは以前のやりかたで物を見つづけた。

斜視の赤ん坊や子どもの多くは、わたしと同じく、眼位が適切にそろうまで二回以上の手術を必要とする。そして、たとえ手術で眼位のずれがほぼなくなったとしても、やはりふたつの像を融合できず、ひいてはふたつの目から相容れない情報を受けとりつづける。鮮明なひとつだけの視野を得るには、片目を再び内に寄せるか縦方向にずらすかして、なおも片目の情報を抑制しつづけなくてはならず、おかげでせっかくの手術もむだになってしまう。手術後にふたつの像を融合させて立体視力を発達させられるのは、多くの場合、一回だけで眼位がそろい、それ以上は手術を必要としない赤ん坊だ。

子どものころ、わたしが発達検眼医か行動検眼医の診察を受けていたなら、〝検眼学による視能療法〟を受けていただろう。皮肉なことに、当時、手術を受けた病院のすぐ近くにあるゲゼル人間発達研究所では、医師と発達心理学の専門家と検眼医が協力しあって、斜視の子どもの研究および治療を行なっていた。いまもそうだが、当時の眼科外科医と検眼医はふつう、たがいに情報を交換したり一緒に働いたりしておらず、おかげで、だれひとりゲゼル研究所のことを両親に教えてくれなかった。もし教えてくれていたなら、わたしは両眼の動きを協調させて立体視を得るやりかたを学び、三回めの手術を回避できたかもしれない。そして、まずまちがいなく、学校であんなに苦労せずにすんだはずだ。

第三章

学校での受難

何よりも教育的な経験は、日常生活における経験である。
——フリードリヒ・ヴィルヘルム・ニーチェ

視覚と読解力の関係

わたしは小学校へ行くのが怖かった。子ども時代はずっと、両眼とも視力は一・〇でありながら、文章を読むのが苦手だった。ページを見おろしたとき、文字が一カ所に留まってくれないのだ。この問題は、活字が小さくなるにつれて悪化した。文字をうまく読めないせいで、標準学力テストでひどい成績をとり、ひいてはとんでもない苦境に陥った。当時、科学的に設計されたこの〝客観的な〟学力テストは、個人の生まれつきの知力を明らかにするものと考えられていた。経験豊かで優秀で、しかも一年間ずっと子どもとつきあってきた教師の観察よりも、このテストのほうがはるかに正確である、と学校の理事の多くが思いこんでいた。

わたしの学校では、各学年が四つのグループに分けられていて、三年生になった当初、わたしは友だちみんなと同じクラスに入れられた。なぜ、ひとりひとり教室を指定されるのか理由は知らされなかったが、わたしもクラスのみんなも、このグループ分けの意味するところははっきりと認識していた。クラスのひとつは平均より上の生徒向け、ひとつは平均的な生徒向け、ひとつは平均以下の生徒向け、そしてもうひとつは〝特別な障害〟を持った子ども向けだ。三年生になった最初の日、わたしは平均より上のクラスに入れられたが、そのクラスにはわずか一週間しかいられなかった。手ちがいがあったのだという。前年に実施された標準テストの成績によって、ダナー先生が受けもつ特別養護学級に入るべきだったことが判明したのだ。

教頭先生が教室にやってきて、席を立つようにとわたしに告げた。そして教室から出なさいと命じ、男の子のひとりに、わたしの机をダナー先生のクラスに運んでいくようにと頼んだ。机が引きずられていくとき、床がこすれてぞっとする音をたてた。みんなの注目を一身に浴びて、わたしは自尊心を傷つけられ、屈辱を覚えた。

学校から帰宅したときにもひどくとり乱していたため、両親は翌日、前の年に担任だったベル先生との面談を取りつけた。わたしは一年間ずっと、ベル先生がひどく怖かった。というのも、生徒の机の中身がきちんと整頓されていないと、その机をひっくり返す癖があったからだ。ところが、両親はベル先生が大きな味方であることを知った。クラス選定について校長に激しく掛けあってくれたのだ。この子は過去五年間に三回も眼位を調整しなおしたせいで、読む能力がさまたげられただけです、と先生は主張した。両親はベル先生と面談したあとで、校長に会いに行った。ところが、校長は、学力テストは正確で客観的だと言い張った。わたしの知力は平均を大きく下回っており、ダナー先生のクラスに移したのは賢明な判断だった、と。視覚の問題は要因のひとつとはみなされなかった。

母はパニックに陥った。だれよりも法律を遵守する人間だというのに、放課後、職員室に忍びこんで、わたしがひどい成績をとった標準テストの問題を盗んできた。家にもどると、地下室にわたしを連れていき、きょうだいにはひとことも漏らすなと言い聞かせてから、テストをやらせた。自宅の静かで落ち着いた雰囲気のなかでは、はるかによくできた。そこで、母は再び校長先生に会って掛けあったが、職員室に忍びこんでテストを持ちだしたことまでは話せなかった。わたしはそのまま、ダナー先生のクラスに留まった。

自分の能力に関するこうした騒ぎが、わたしはいやでたまらなかった。近所の子どもたちといてもみんなが自分をばかだと思っている気がして、きまり悪い思いをしていた。学校ではひとことも話さず、先生の質問にもけっして手を挙げて答えようとせず、実質的に自分の姿を消そうとしていた。だが、この経験にはいい面もあった。ふだんはとても温厚でやさしい母が、わたしのためなら戦うばかりか法まで犯すこと、あくまで学校当局の判断を――わたしの知力ではなく――疑問視することがわかったからだ。

学校がさじを投げたあと、母がわたしに読みかたを教えてくれた。毎日のように一緒に本を読むか、読み聞かせをしてくれた。ことあるごとに、新しい本をベッドに置いて、学校から帰宅したときわたしがそれを見つけるようにした。ひどく内気だったわたしは、野山を探検して草や木や岩の種類を見分けるときがいちばん幸せだった。母は自然や動物に関する本をよく置いてくれた。ウォルター・ファーリーの『黒い雄馬《ブラック・スタリオン》』シリーズを見つけたとき、わたしは夢中になって、ついに楽しみのために本を読みはじめた。

五年生にあがるころには、スピードは遅くても、それなりに読めるようになっていた。そしてようやく、特別養護学級からふつうのクラスに移された。わたしは死に物狂いで勉強し、何度もくり返し自分の回答を確かめては、かつてテストで暴露された知力の弱さを熱意と努力で隠せますようにと願った。ところが、ひとつだけ、どうしても自分にはできない読書演習があった。先生が〝管理読法〟と呼ぶ演習で、教室の前方のスクリーンに流れる文字を追って物語を読むというものだ。文章が流れて消えたあと、生徒は学習帳を見て、物語に関する質問に答えなくてはならない。わたしは動く文字が追えなくて、きっとまた教室を追い出されてしまう、机やら何やらとともに特別養護学級にもどされるはずだ、と覚悟した。ところが、すぐに、質問の答えが練習帳の薄いページの裏に印刷されていることに気がついた。質問が書かれたページをぎゅっと押さえつけると、裏のページが透けて見えるのだ。わたしにとって、質問に正しく答える方法はこれしかなかったし、カンニングをしたのはこのとき一回きりだった。

このような日常の体験から、文章を読む能力および学校の成績には、視覚が大きな役割を果たしていることがうかがえる。とはいえ、学校の理事や医者の多くは、視覚と学習の関係を長いあいだ疑問視してきた。また、ほとんどの人が〝完全な〟視覚とは両眼とも視力が一・〇以上あることだと考え、その視力を、大きさの異なる文字が並んだ視力表で測っている。だが、視力（視精度）が良好なことと視覚が良好なことは同じではない。文章を読むには、一・〇の視力以外のものが必要だ。文章を読むとき、わたしたちは文字や単語を顔からおよそ四十センチの位置に持ってくる。視力表で要求される六メートルの距離ではない。しかも、長いあいだ近い距離に視線を保ちつづけなくてはならない。また、視力検査とはちがって、片目ではなくふたつの目で文字を見るため、両眼を協調させて文字の列を追う必要がある。最後に、これが最も重要なことだが、文字の羅列から意味を汲みとれなくてはならない。こうした過程のすべてが、視覚のよしあしに関わるものであり、学習能力に影響をおよぼしている。

学習において視覚が正確にどんな役割を果たすのか、かなり議論の余地はあるが、視覚と読解力の関係性については多くの科学研究が裏づけを提供している。たとえば、二〇〇七年に発表されたある論文では、読解力が学年平均を大きく下回る高校生四百六十一人を対象に、視覚能力を調査した。対象となった生徒のうち八十パーセントは、六メートル離れた視力表を片目で見たとき、〇・五以上の視力を示した。ところが、この生徒たちの少なくとも五分の一は、一定の時間持続して文字に焦点を合わせることがうまくできなかった。さらに言うと、生徒たちのほとんどは、立体視のために目を寄せたり離したりする能力が標準より劣っていた。その後に発表されたいくつかの論文が、読む能力と立体的に物を見る能力との相関関係を実証している。

なぜ、読む能力と立体視とのあいだに相関関係があるのだろう。読もうと思えば片目でも読めるし、ページは平らなものであって、三次元の物体ではない。文章を読んでいるときに、奥行きを判断する必要はない。しかし、立体視力が弱い、あるいはまったくない状態は、ふたつの目からの情報をうまく融合できないということであり、それどころか、ふたつの情報が相反している可能性もある。わたしの場合がこれだった。わたしは両眼とも視力は一・〇で、学校の標準的な視力検査ではあっさりと合格をもらえた。だが、視覚は正常ではなかった。ふたつの目を同時に使っていなかったせいだ。両眼からもたらされる相反する情報が、文章を読む能力を大きく阻害していた。

長年のあいだ、文章を読むときの目の動きに関する科学的な調査においては、片目の動きだけが観察されてきた。ふたつの目は一緒に動くので、ひとつの目の動きを観察しさえすれば、動きがじゅうぶんわかるものと思われていた。ところが、近年、両眼の動きを調べる実験が行なわれ、驚くべき重大な結果がもたらされた。ほとんどの人は、文章を読むときに必ずしもページの同じ場所にふたつの目を向けてはいない。読む時間の約五十パーセントくらいは、左目が見る文字のひとつかふたつ右の文字を右目が見ている。読み手にとって、この状態は問題を生じない。というのも、脳がふたつの目の像をひとつに融合しているからだ。情報は協調のとれた形で結合されている。

ところが、ふたつの目が相容れない情報を示したらどうなるか。内斜視だったわたしの場合、視線が交差していた。文章の読みかたを学んでいるとき、右目は、左目が見る文字のさらに左に位置する文字を見ていた。そして、左右の目の像を融合するのではなく、視野をめまぐるしく切りかえていた。わたしは難読症ではなかったが、小学校一年のとき、自分の読んでいる単語が〝saw〟なのか〝was〟なのか判別するのに苦労したことをありありと覚えている。文字がページのどこにあるのか正確に突きとめることが、ひどくむずかしかったのだ。

五年生になるころには、自分でも知らないうちに、快適に本を読む方法を編みだしていた（やはり、管理読法はできなかったが）。とはいえ、おとなになって発達検眼医に検査してもらうまで、文章を読むときに自分が目をどう使っているのか気づいていなかった。右目で文字を見るとき、わたしの左目は十五度の角度で内に寄って（内転して）いた。左目で見るときには、逆の現象が起きていた。目を十五度内転させていたという事実から、わたしがいかにふたつの目の衝突を回避してきたかがうかがえる。というのも、人間の〝盲点〟が、網膜の中心から十五度の位置にあるからだ。この領域は、視神経が網膜から脳に向かって出ている場所であり（図1－2）、感光細胞が存在しない。わたしが右目で文章を読むとき、文字は右目の中心窩と、内転させた左目の盲点に像を結ぶ。左目で読むときには、逆の状態が生じる。つまり、無意識のうちに、固視していない目からの相容れない像を排除していたわけだ。

学習障害と視覚障害

視覚に問題を抱えた子どもが学習障害と誤診された例は、数多く存在する。かくいうわたしも、ミシェル・ドールから息子の経験談を聞かされて、視覚障害の子どもの誤診がいかによくあるかをあらためて思い知らされた。ミシェルの息子、エリックは、幼稚園のときに注意力欠陥多動性障害（ＡＤＨＤ）と診断された。ミシェルは担任の教師から、お子さんは頭はいいので、落ち着きが出てきさえすればいい生徒になれるはずだと言われた。そこで、手に負えない行動を抑制するために、エリックは大量の薬を投与された。新薬の治験にまで参加したが、その薬を飲むとゾンビになった感じがした。学校では、黒板の文字を書き写すのが遅いせいで注意力が散漫だとみなされ、罰として〝お仕置き部屋〟に入れられた。当然ながら、この罰は、クラスの勉強についていくのをいっそうむずかしくしただけだった。〝お仕置き部屋〟というのは、実質的には窓のない戸棚のようなもので、それを目にしたミシェルは、息子を退学させてべつの学校に入れた。彼女は、息子がうまくやっていける環境を絶えず探しつづけていた。

エリックは本を読むのがそれほど好きではなかったが、ハリー・ポッターのシリーズは気に入っていた。文字が大きく、単語のあいだの余白が多いというのが理由だ。これを知ったミシェルが、学校に掛けあって大きめの文字で印刷したテストをエリックに受けさせたところ、成績がしだいにあがりはじめた。このころには、エリックはホッケーに情熱を注ぐようになっていた。父親ゆずりの情熱だ。父親がコーチ役を引きうけ、猛烈に訓練したおかげで、地域で指折りのチームに入れるほど才能が開花した。とはいえ、エリックはいつもほんの一瞬だけ動きが遅いらしく、よく仲間からいじめられた。

ティーンエイジになったある夜、夕食の席で、エリックの片方の目が断続的に外にそれることにミシェルは気がついた。対象物をよく見ようと視線を下に向けたときにだけ、この現象が生じるため、いままで気づかずにいたのだ。ミシェルはエリックを病院に連れていったが、医師はとくに悪いところはないと告げた。だが、彼女はなおも、何かが息子の成長をさまたげている気がした。

しばらくのちに、ＡＤＨＤの治療をうたった新しい診療所の広告を見かけて、ミシェルはそこへ息子を連れていった。診療所で行なわれた検査のなかに、目の協調について調べるものがいくつかあった。そして、これらの検査によって、エリックが文章を読むときにふたつの目をうまく同時に動かせないことが判明した。新しい情報を得て希望を抱いたミシェルは、息子を発達検眼医のもとに連れていった。

何年ものあいだ医者の診断や学校の検査で見過ごされてきたあとで、ミシェルはようやく、エリックの問題が輻輳《ふくそう》不全と呼ばれる視覚障害から生じていることを知った。さほど珍しい事例ではないのに、難読症と誤診されることがよくある障害だ。エリックは遠くを見るときにはちゃんと目を動かせるが、近くを見るときには動かせない。対象物が顔に近づくと、立体視を放棄してしまう。代わりに、対象物をひとつの目だけで見て、もうひとつの目を外にそらす。ミシェルが気づいた夜、夕食の席でやったように。だが、ミシェルは不思議に思った。近くの物を見るときに目を内に寄せることができないのなら、どうやって息子は学校で本を読んだり、氷上でほかの選手との距離を判断したりしているのだろう。どうやって、近づいてくるホッケーの円盤《パック》の動きを追って、パスをキャッチしていたのだろう。視覚上の困難を考えれば考えるほど、息子の意志と忍耐力の強さにミシェルはあらたな感慨を覚えた。

彼女の話からもわかるように、綿密な検査を行なわないかぎり、輻輳不全はなかなか発見できない。しかも、当の子どもはたいてい、自分に視覚上の問題があることに気づいていない。文章を読むときに単語がページの上を飛びまわるのがおかしいとは思っていないのだ。また、文字が二重に見えたりぼやけたりするのが変だとも思っていない。当然の話だが、文章を読むのが人より大変であることに気づいておらず、結果として学校の成績が悪くなると、エリックのように行動上の問題を生じる場合がある。学校での標準的な視力検査では見つからないため、この視覚障害のせいで学校で落ち着きがなく学習速度が遅い子どもたちは、ともすればＡＤＨＤそのほかの障害があるとみなされてしまう。

最近、国立眼病研究所が二百二十一人の子どもを対象に行なった調査によると、エリックの症状の最も効果的な治療は、診療所と自宅の両方で視能療法を行なうことだという。発達検眼医のもとで五カ月にわたって視能療法を受けたところ、エリックの文章を読む能力と成績は向上し、レベルの高いホッケーリーグで戦うという夢も実現できた。あらたな自信を胸に、エリックは大学に入学し、トップクラスの成績を収めた。

両眼視に問題を抱える人たちは、それぞれ少しずつ異なる方法で問題に対処している。わたしは五年生になるまでに視覚を順応させて文章を読みやすくする方法を身につけたが、この方法のせいで、学校では次から次へとべつの問題で苦労するはめになった。中学二年では、男子生徒の全員が技術の授業を受けて、女子生徒の全員が裁縫を学ばなくてはならない。わたしは裁縫がいやでたまらなかった。手縫いを習ったときには、作業が単調すぎてひどく疲れた。布に針を刺したり出したりするさい、視線を針に集中させることがうまくできないのだ。電動ミシンを使うのはもっと大変だった。猛スピードで振動するミシン針を目で追えず、布を針の下にうまく持ってこられなかった。悲しいことに、自分でドレスを縫って、学年末に催されるファッションショーでそれを着るという課題が出された。裁縫が苦手な母に手伝ってもらうわけにはいかず、やむなく祖母が、古い足踏み式の手動ミシンを使って、わたしの代わりにこの裁縫の課題をやってくれた。裁縫の授業を切りぬけたあと、わたしは二度とミシンに手を触れず、結婚するときには、スラックスの裾あげは自分でやってくださいと夫に告げた。

あらたな視覚上の問題

文章を読むにはページのどこに文字があるのか把握する必要があり、裁縫をするには布のどこに針の位置がくるのか知る必要があるが、移動するためには、自分の体が空間のどこにあるのかを認識しなくてはならない。わたしのいちばん好きな移動法は、自分の足を使う方法——歩いたり、走ったりすることだ。自転車ではうまくバランスがとれず、乗りかたを学んだ当初、坂をくだるときには自転車を押して歩いていた。車の運転を学ぶのもいやだった。はじめてハンドルを握ったときは対向車が怖くて体がすくみ、運転がうまいというのは、要するに正面衝突を避けることなのだと考えた。まっすぐ前方ばかり見つめて、周辺視野にほとんど注意を払わなかったせいで、車や歩行者がどこからともなく突然現れるように見えた。長い直線道路を運転するときは、視線を一定に保つのがむずかしかった。遠くの景色はというと、静電気を溜めるテレビ画面のようにしだいにざらつきが増した。おかげで、しじゅう頭を振って鮮明な視界を取りもどしていた。当然の話だが、同級生のみんなよりも一年遅れで運転免許証を取得した。はじめてひとりで運転したのは、ボーイフレンドの家に向かう約五キロの道のりだったが、彼の家の石壁で車の側面をこすってしまった。両親は何も言わなかったものの、どこかへ車で行く必要があるときは運転してくれるようになった。

実のところ、わたしはいつもみんなより一歩遅れを取っていた。大学では、運動クラブに入りたかったが、ソフトボールにしろテニスにしろ、チームに入れるほどうまくプレイができなかった。水遊びが好きだったので女子のボートチームに参加し、八人乗りのボート《シェル》を漕ぐことにした。手漕ぎボートでは、漕ぎ手がうしろ向きに一列に座って、艫《とも》に座った人間の動きに合わせて櫂を漕ぐ。ほかのみんなより少しだけ動きが遅いとコーチに指摘されたとき、わたしはとくに驚かなかった。ありがたいことに、コーチはチームを辞めてほしいとは言わず、代わりに、ほかの漕ぎ手がわたしのうしろに座ってわずかな遅れにまどわされることがないよう、わたしを舳《へさき》に配置してくれた。

どう考えても、運動ではスターになれそうになかったが、科学の授業は心から楽しんだし、野外に出るのも好きだった。そこで、大学では動物行動学を専攻し、鳥類に対する強い関心を追求しようと考えた。教授のひとりは、野鳥の観察にとても熱心だった。博物学者の多くはそうだが、この教授も並はずれた観察力を持っていた。「車の運転と野鳥の観察は、わたしの二大趣味なんだよ」と言って、野鳥の観察地に向かう道で危険なまでに車のスピードをあげた。なんとも奇妙な組み合わせの趣味だとわたしは思ったが、やがて、自然界をすばやく観察する能力があるからこそ、こんな運転スタイルをとれるのだと気がついた。教授は目と耳が鋭く、葉陰にいる鳥をほかのだれよりもはるかに早く見つけられる。いっぽう、鳥類学に強い関心を寄せているにもかかわらず、わたしはじきに、自分が鳥を見つけるのはきまってグループの最後であることに気がついた。タカの観察地として有名なペンシルベニア州のホーク・マウンテンに出かけたとき、わたしは、渡りをするタカの数を数えて一覧表の作成を手伝うことになっていた。ところが、たいして役にたたず、あの大きくて立派な鳥をしょっちゅう見逃した。この観察旅行をきっかけに、自分は鳥類学者として大成できないものと結論づけた。鳥の観察は趣味で続けるとしても、重大な新しい発見ができるほど機敏に目を動かすことは無理だろう。

たとえ自然界の動物をうまく観察できなくても、動物が世界を感じたり動きまわったりするのをうながすニューロンを観察することはできる。そこで、わたしは神経生理学の入門講座を受講し、その講座で生まれてはじめて神経細胞の働きを記録した。発火するさい、ニューロンは心電図の波形に似た電気信号を出す。わたしはその信号を眺めるのが好きだった。なんだか、神経細胞の神秘的なことばに耳を傾けている気がした。このことばをもっと知りたいと思ったが、そうするには、あらたな視覚上の問題を克服しなくてはならなかった。

個々のニューロンの電気的な活動を記録するときは、立体顕微鏡を用いて、神経細胞の薄い外殻に小さなガラス針を突き刺さなくてはならない。立体顕微鏡には接眼レンズがふたつあり、ガラス針と神経細胞を三次元で見られるようになっているが、この講座をとった時点でもう、自分に立体視力がないことをわたしは知っていた。だが、自分の視覚上の問題をしばらくは教官に話さないでいようと心に決めた。もし話したら、やりたい研究ができなくなるかもしれない。そこで、自分なりに三次元の世界を再構築する方法を編みだした。顕微鏡のピント合わせ用の微動ハンドルをひっきりなしに動かし、電極と神経細胞に焦点を合わせたりはずしたりして、その焦点の変化を眺めることで、奥行きを判断したのだ。立体顕微鏡を使うときは、車の運転や野鳥の観察を行なうときにくらべて、立体視力がないことによる不利益が小さい。すばやく通りすぎていく物体を見る必要がないからだ。むしろ、じっくり時間をかけて慎重にとり組める。わたしはこの顕微鏡の使用テクニックを、大学と大学院で勉強する間はもちろん、神経生物学の研究者、そして教授としてキャリアを積むあいだもほぼずっと使っていた。

ところが、乳児斜視にはよくあることだが、三十代の後半に、視覚がさらなる問題を生じた。このころには、わたしは結婚してふたりの子どもに恵まれ、マウント・ホリオーク大学の教授として働いていた。そして四十歳を迎えたのを機に、地元で評判が高い眼科医の診察を受けた。といっても、立体視力がないことを悩んだからではない。ずいぶん前に、立体視はけっして得られないものとあきらめていた。だから立体視の件ではなく、世界が小刻みに震えて見えることを医者に相談した。遠くを見るときにはとくにそうなるのだ。運転中は、文字を注視できないせいで道路標識を読むのにひと苦労した。読もうとすると、車のスピードをゆるめて徐行するはめになり、後方の運転手がいらだって鳴らすクラクションに動転させられた。どこか新しい場所に行く必要があるときは、前日の、それも交通量が最も少ない時間帯に家を出て、目的地に向かった。そうすれば、当日迷子にならずにすむ。さらに言うなら、わが子の学校の講堂でまんなかの席に座ると前がはっきり見えなかった。舞台上の子どもの顔は、どれもぼやけて見えた。

眼科医はまず右目を、それから左目を調べて、あなたはとても幸運だと告げた。右目の裸眼視力は〇・四で左目は〇・三だが、このささやかな問題はめがねのおかげで完璧に矯正されている。「では、どうして、物を見るのに苦労するのでしょう」とわたしは訊ねた。医者はわたしの懸念を一笑にふした。「あなたの視覚にはどこも悪いところはありませんよ」とあくまで言い、もし世界がぐらついて見えるのなら、それはたぶん、子ども時代に手術で心的外傷《トラウマ》を負ったからであり、そのせいで視覚上の問題を〝こしらえて〟いるのだろうとつけ加えた。なんでしたら、精神科医のところへ行ってはどうですか。

わたしはいやいや診察代を払ったあとすぐに診療所を飛びだした。怒りがこみあげて涙がにじんだが、自分にこう言い聞かせた。結局のところ、とても喜ばしい知らせではないか。医者は〝あなたの症状は、不治の脳腫瘍があることを示しています〟とかなんとか言ったわけではない。申し分ない視力だと言ったのだ。したがって、わたしには視覚上の問題はない。あまり気にしないようにすれば、きっとこの症状は消えるはずだ。

第四章

どこを見ればいいのかを知る

相手の見地に立って物を考えなければ、人をほんとうに理解することはできない。

――アティカス・フィンチ

ハーバー・リー『アラバマ物語』より

空間はいかにして認識されるか

思慮に富んだ感動的な回顧録『光と闇を越えて――失明についての一つの体験』において、ジョン・ハルは視力を失うとはどういうものかを詳しく述べた。そのなかで、公園のベンチに座ってまわりの音に耳を傾けるときのようすを描写している。彼は、子どもたちが叫び、人々が走り、ボールが弾み、風が吹き、鳥が鳴きかわし、車が轟音をたてて行きかうのを耳にする。それらは〝驚くほど変化と色彩に富んだ音楽と動きと情報のパノラマ〟だと述べるいっぽうで、発する音が届かないくらい遠くの対象物や音を発しない対象物はまったく存在しないことをつけ加えている。近くの池に浮かんだ足漕ぎボートから子どもたちが叫んだときはじめて、わが子がそこにいることがわかるのだ。

ジョン・ハルは公園のベンチから立ちあがり、杖と触感を用いて周辺の情報をさらに得ている。

とはいえ、わたしたちのほとんどは、はるかにすばやく自分が世界のどこにいるのかを把握できる。ただ単に、あたりを見まわせばいい。視覚のおかげで、わたしたちは世界の能動的な参加者となり、絶えず動きまわって、自分の欲求や希望に沿うよう周囲を形作っていける。

たしかに、自信をもって的確に体を動かす能力は、見る能力と密接に結びついている。もし、わたしたちに木に登るための脚と腕がなく、物を操るための指もないなら、これほど複雑な視覚系や脳を必要としないだろう。同様に、海に住むわたしたちの遠い親戚、海鞘《ほや》などの尾索《びさく》類は、幼生のときには、固着するのにふさわしい場所を探して泳ぎまわるための目を持っている。だが、ひとたび海底で最適な岩を見つけると、そこに体をくっつけて、活発に泳ぎまわる生物からじっと動かない濾過摂食生物へと姿を変える。この時点で、彼らの目と脳は退化する。動かない以上、高等な視覚系と脳はさして必要ないからだ。

的確に動きまわるためには、まず目を動かさなくてはならない。たとえば、山あいの曲がりくねった危険な道を運転するところを想像してみよう。車が曲がる一、二秒前に、あなたはカーブをしっかりと見すえ、視線の方向に頭を回し、それからハンドルを切ってカーブを曲がる。では歩く場合はどうかというと、角を曲がるときに、視線の動きに従って体が回転する。何か物に触れるさいは、まず目をそちらへ向けてから頭を動かし、最後にようやく対象物に腕を伸ばす。目の動きが先行して、頭や胴や手足の動きを方向づけるのだ。

わたしたちが体よりも先に目を動かすのは、対象物を細部まではっきり認識するためにまっすぐ見つめる必要があるからだ。たとえばこの本を、目をまっすぐ前に向けたまま、中心より右か左に掲げて読んでみよう。ページに文字があることはわかるが、ひとつひとつを判別するのは不可能なはずだ。まっすぐ視線を向けた場所からそれほど遠くに本を離さなくても、文字はすぐに読めなくなってしまう。

まっすぐ見つめないと文字が読めないのは、最も鋭敏な視覚が網膜の中央部にあるからだ。この領域は中心窩と呼ばれ、視野の中心からおよそ二度の角度までの情報を受けとっている。ちょうど、腕の長さぶんほど離して見た二十五セント硬貨と同じ大きさの領域だ。たとえば、この本を視野の中心から外へ動かして読もうとすると、文字は中心窩の外に出たとたんに認識しにくくなる。中心窩が視野のごく狭い範囲の情報しか映さないので、わたしたちはつねに目を動かして、目に映る景色の一部を詳細にはっきりと見ては、またべつの一部を詳細に見ている。

ところが、物を手にとる、あるいは物をよけて動くさいには、その対象物がはっきり見えるだけでなく、空間のどこにあるのかを知る必要がある。そのためには、目がどこを見ているのかを把握しなくてはならない。もし、わたしたちに片目しかなかったとしたら、簡単な話だ。頭をまっすぐ前に向けたとき視線が指す場所に、その対象物があるのだと断定できる。だが、現実には目がふたつあるため、ことははるかに複雑になる。

この本を顔からおよそ三十五センチ離れたところに掲げ、眼位を意識しながら、次の大きなXの文字を見つめてみよう。

X

このXがまっすぐ前方に見えるなら、左右の目はそれぞれ同じ角度に動いているはずだ。ただし、図4-1に示したふたつの目のように、角度は同じでも向きは逆になる。

自分が感じる視方向——見ている方向——は、どちらかの目が指している方向ではなく、額《ひたい》の中心からまっすぐ前に引いた線になる。両眼とも同じ対象物に焦点を合わせているため、Xの像は左右それぞれの網膜対応点に結ばれる。ほとんどの人の場合、ふたつの網膜対応点に結ばれた像は、同じ主視方向にあるように見える。言いかえれば、わたしたちはこれら左右の目の像を、同じ空間位置から発された情報として解釈しているわけだ。

たいていの人は、ふたつの目の中心窩に同時に像を結ぶ対象物を、同じ空間地点にあるものと解釈する。つまり、専門用語で表現するなら、〝正常対応〟で物を見ている。正常対応とは、いわゆる〝てのひらの穴〟実験で例証される現象だ（図4-2）。紙を一枚取りだして、丸めて筒状にしよう。そして片目を閉じ、その筒をとおして遠くの対象物を見つめる。筒を握っていないほうの手を、てのひらを自分に向けるようにして筒の横に掲げる。それから、閉じていた目をあけ、遠くを見つづけてみよう。

たいていの人は、てのひらを貫く穴ができたような、不思議な感じを覚えるはずだ。この奇妙

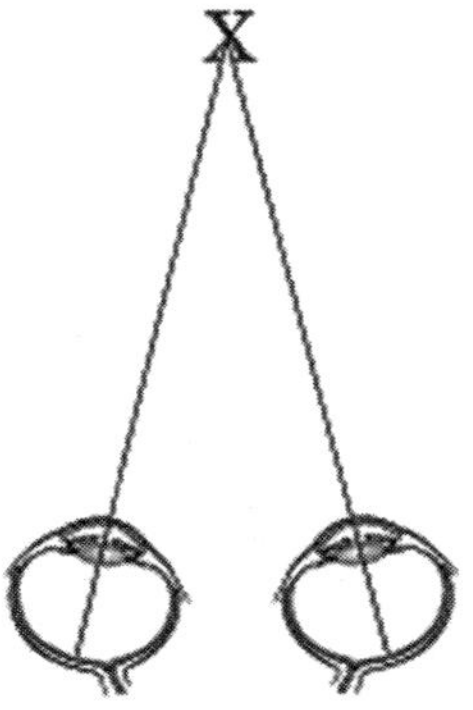

図4－1 （©Margaret C. Nelson）

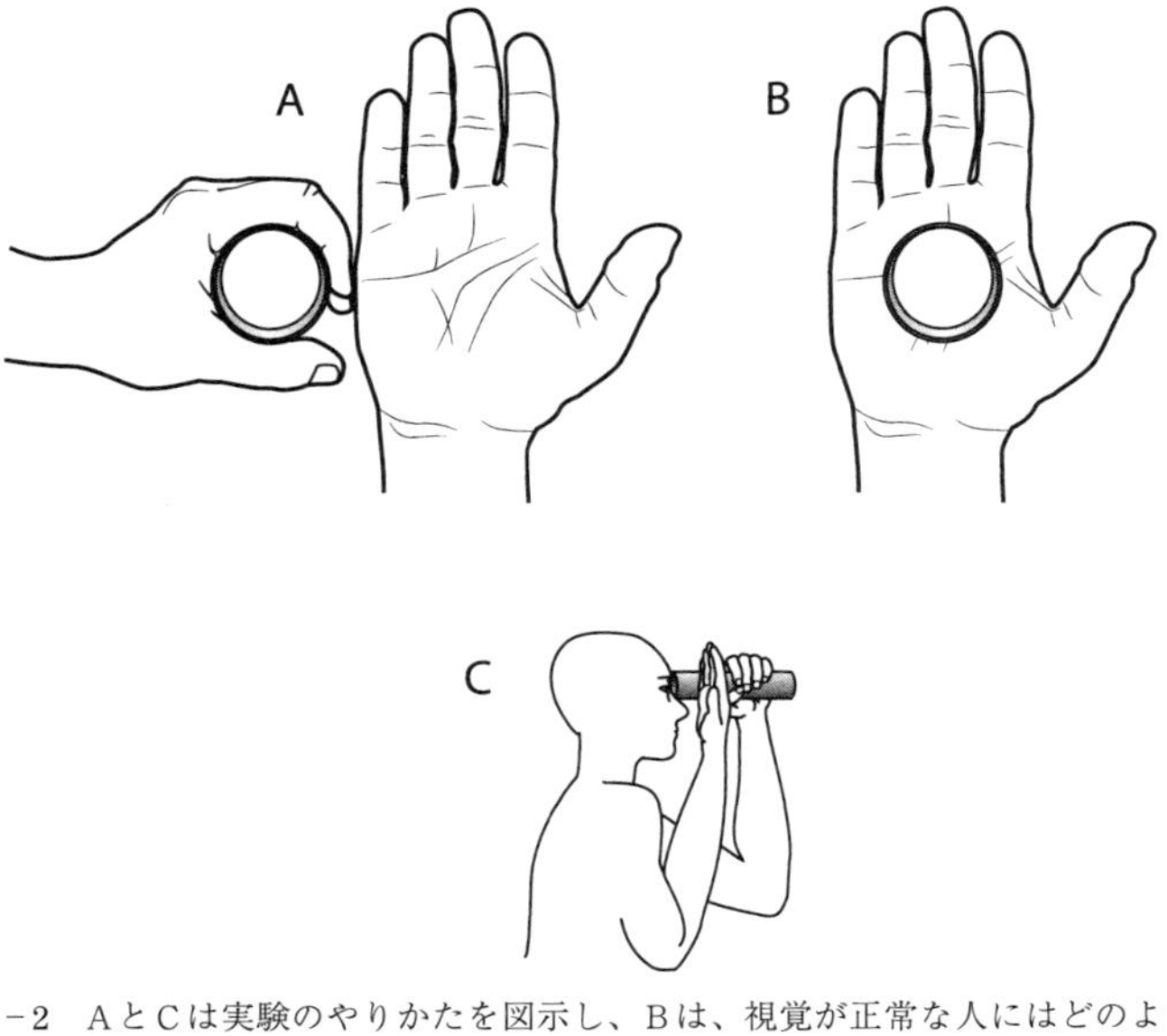

図4－2 AとCは実験のやりかたを図示し、Bは、視覚が正常な人にはどのように見えるかを図示している。（©Margaret C. Nelson）

な錯覚は、脳が左右それぞれの目の網膜対応点に映る情報をひとまとめにし、ふたつの像を融合させることによって生じる。一方の目は筒の像を網膜に記録し、もう一方の目はてのひらの像を記録するため、わたしたちは筒と手が同じ空間地点にあるものと解釈し、ひいては筒が手を貫いているように見てしまう。

友人のひとり、レッド・グリーン（仮名）は、実体験から、左右の目がそれぞれ指している方向と自分が認識する対象物の空間位置とのあいだに密接な関わりがあることに気がついた。レッドは塗装工として何年もはしごにのぼって家の壁を塗ってきたが、じつは弱視だった。ごく幼いころから、右目の視力がひどく弱かったのだ。生まれてからほぼずっと、右目で見た世界は、浴室の曇りガラスをとおして見たような感じだった。

五十代になって、左目、つまり〝いいほう〟の目が衰えはじめた。悲惨な結果を招きかねない状況だが、なんと、弱かった右目が劇的に回復した。いまや右目の視力は一・〇だ。こうした急な変化は驚くべきことに思えるが、似たような事例、すなわち〝いいほう〟の目がひどく損なわれたあとに弱視の目が視力を取りもどした事例はいくつも記録されている。

ところが、レッドはなかなか利き目を左から右に変えられなかった。そのせいで、世界がぐらついて見えた。蛍光灯の光にいらだちを覚えた。文章をほとんど読めなくなった。人混みやにぎやかな環境にいると不安を覚えて神経がぴりぴりした。ディズニーランドでは一日も耐えられなかった。そこで地元の眼科医に相談し、はるばるボストンまで出かけて、タフツ大学ニューイングランド眼科センターの神経眼科医の診察を受けた。一流のセンターで視覚検査が行なわれたにもかかわらず、だれひとり、レッドを救う方法はおろか、なぜ彼が苦痛を訴えているのかすらも突きとめられなかった。結局のところ、片目の視力は申し分ないのだ。センターの医師たちがせいぜい提案できたのは、左目に眼帯をして、いいほうの右目しか使わずに物を見てはどうかということだった。この方法がうまくいかないとわかると、医師たちは左目の視力をいっそう弱めるために、めがねに黒い色のレンズをはめるよう提案した。レッドはあきらめて、これ以上なすべがないという事実を受けいれた。

だが、看護師であるレッドの妻は、同僚から、数多くの脳卒中患者を治療してきた地元の眼科医が助けてくれるかもしれないと聞かされた。最初に受診したとき、この眼科医はレッドがふたつの目をどのように一緒に使っているのかを調べ、ほかの医師がだれひとり気づかなかったことに気づいた。レッドの左目はもはやほとんど機能していないのに、いまなお優位眼（利き目）になっていたのだ。生まれてからほぼずっと、彼の脳は左目からの像を〝本物〟の像とみなしてきた。つまり、左目が指す方向に体を動かしてしまうわけで、右目しかはっきり見えないいま、このことが大きな障害となっていた。さらに言うと、ずっと弱視だったせいで両眼がうまく協調して動いてくれない。眼科医は、レッドのめがねにプリズムレンズをはめてふたつの目の視野を調整した。レッドはたちまち、平穏さに包まれるのを感じた。視線が安定し、快適に文字が読めた。彼は椅子から立ちあがって、信じられない思いで、だが嬉々として検査室を歩きまわった。彼の視覚と人生はがらりと変わったのだ。

ずれた視界

レッドのつらい体験から、眼位がずれていると空間位置の認識に問題が生じることがよくわかる。ふたつの目を空間の同じ位置に向けられない場合、ひとつの対象物の像が左右それぞれの網膜対応点に映ることはない。ふたつの目が相容れない情報を提供しているのだ。こういう状況のとき、対象物の位置をどうやって判断すればいいのか。生まれてからほぼずっと、レッドは右目の情報を無視するか抑制することによって、この問題に対処してきた。左目だけを使って、まわりの物の位置を認識していたわけだ。たしかに、情報の抑制は空間位置の認識に関わる問題を解消してくれるが、べつの問題を引きおこす。

片目からの情報を抑制してしまうと、利用できる視覚情報が最大で半分まで失われる。そこで、斜視の人のなかには、無意識のうちに補助的な対処法を編みだす人がいる。たとえ左右の目がそれぞれ異なる空間領域を見ていようと、ふたつの目を同時に使えるようにする方法だ。この方法を用いるために、脳は、ふたつの中心窩が同じ空間位置を指しているという概念を放棄する。代わりに、どちらか片方の目だけを対象物に向けて、まっすぐ前を見ているこの目の中心窩に結ばれた像を使って、対象物の位置を判断する（この場合、頭が右や左に傾いておらず、まっすぐ正面を向いているものと仮定する）。斜視の目、つまり正面を見ていないほうの目の中心窩に結ばれる像についても、脳はちゃんと意識しているが、この像の位置は、〝正面の〟方向に照らしあわせて認識する。たとえば斜視の目が十度内転している場合、その目の中心窩に結ばれる像は、正面の位置から十度ずれているものと解釈される。正面を向いた目の中心窩はもはや内転した目の中心窩に対応せず、代わりに、十度ずれた網膜領域に対応しているわけだ。

この方法によって、友人のブルース・アルバレスは物を見ている。彼はコンピューター科学者で、アイススケートが得意だが、斜視でもある。前述の〝てのひらの穴〟実験に対する彼の反応は、おそらくあなたが体験したときに示す反応とはちがうはずだ。ブルースは視野の半分で手を見て、もう半分で紙の筒を見る。そして、ふたつの目から得た情報は融合されることなく、それぞれの目が見ているものをべつべつに報告する。たいていの人とは異なる反応だが、この場合は、彼の世界観のほうがかえって正確になる。なんといっても、紙の筒はてのひらの横にあるのだから。彼にしてみれば、だれかが自分とはちがう反応を示すほうが驚きなのだ。ふつうとは異なるブルースの物の見かたは、異常対応と呼ばれる一種の順応で、斜視の人は、幼児期の数カ月から数年のあいだにこうした順応を示すようになる。神経細胞に可塑性があること、つまり脳が知覚情報の処理方法を変えうることを示す、すばらしい実例だ。

フレデリック・W・ブロック医師は、二十世紀なかばに開業していた眼科医で、斜視の治療の専門家であり、このテーマについて多くの論文を残している。ブロック医師は、両眼とも視力が良好でありながら異常対応を示す患者を〝完全に順応した斜視〟と呼んだ。斜視の人の場合、得られる像をひとつだけにするために情報を抑制するが、そのせいで大量のデータを失いがちだ。それどころが、異常対応であれば、ふたつの目の情報を同時に有効に活用することができる。それどころか、ブロック医師は、内斜視だったトラック運転手が手術で眼位のずれを矯正したあとで運転をあきらめた事例を紹介している。手術を受ける前、彼は片目でまっすぐ前方を見て、もう一方の目で道路脇の標識を見ていた。ところが、ひとたび眼位がそろうと、このパノラマ的な視野を失った。手術前は片目で標識を読みながらもう一方の目で道路のまんなかを見つづけていられたのに、いまや目を両方とも標識のほうへ向けなくてはならず、運転がはるかにむずかしくなったのだ。

視覚上の問題に患者がいかに順応するかを調査するいっぽうで、ブロック医師は、神経学者クルト・ゴールドシュタインの研究を念入りにひもといた。ゴールドシュタインは著書『生体の機能』において、患者の症状は、抱える障害に対する反応であるか、問題を積極的に克服しようとする対処機構であることが多い、と唱えている。こうしたゴールドシュタインの研究をふまえたうえで、ブロックは、斜視の患者は一般の人とは〝異なる言語を話す〟のだと述べている。彼らは眼位がそろっていないせいで、対象物がどこにあるのか判断する能力が阻害されている。結果として、物を見るためのべつの方策を編みだす。実のところ、斜視などの視覚障害を抱えた人を理解するには、わたしたちが日常生活でひとつの場所からべつの場所へ移動するために視覚をどう使っているのかを考察することが必要不可欠だ。

内斜視をはじめ、さまざまな障害や疾患を抱えた人は、驚くような対処法を編みだして環境に順応する。宇宙飛行士になる前、夫のダンは、物理療法とリハビリテーションを専門とする医師だった。そして神経筋系に問題を抱える多くの患者を診察してきた。まだ新米医師だったときのこと、ある日、小児まひの男性患者を診察するように言われた。ダンは、診察台に座っている男性に自己紹介し、それから、この患者の脚の筋肉、すなわち大腿四《だいたいし》頭筋《とうきん》と膝腱《しつけん》の検査に取りかかった。そして、通常よりもはるかにこれらの筋肉が弱いことを発見し、担当医に結果を報告した。

「患者は歩けるのかね」と、その先輩医師は訊ねた。

「それは調べませんでした」とダンは答えた――が、内心では患者は歩けないだろうと思った。

そこで、ダンと担当医は検査室に引き返し、立ちあがって何歩か歩くよう、患者に頼んだ。ダンが驚いたことに、患者は検査台からおりると、しっかりした足どりで室内を歩きだした。そればかりか、経験に乏しいダンの目には、患者の歩きかたはきわめて正常に見えた。歩行能力に関する教科書のどの記述に照らしてみても、この患者は歩けるはずがない――なにしろ、大腿四頭筋と膝腱にそれだけの力がないのだから。ところが、彼はみごとに順応していた。日常生活で移動する方法が必要だったため、べつの筋肉を起用するやりかたを編みだしたのだ。ダンは個々の筋肉の検査に気を取られるあまり、患者が日々どうやって対処しているのか訊ねることを忘れていた。この経験は、ダンにとってはとくに皮肉なものだった。というのも、彼自身の父親が少年のときに小児まひを患っていたからだ。父親は脚の筋肉がやはり弱くて、そのことをダンも知っていたのに、この一件に遭遇するまで、どうやってまた歩いたり階段をのぼったりできるようになったのか、一度も不思議に思ったことがなかった。

順応の代償

とはいえ、順応するためには多大な代価を払うこともある。それをだれよりも知っているのが、わたしの友人のレイチェル・ホックマンだ。レイチェルは植物学者にして教育者であり、自然観察者でもある。未熟児として生まれ、右目に白内障、つまり水晶体に濁りがありながら、これらすべてをなし遂げてきた。赤ん坊のころ、レイチェルは右目で鮮明に物を見ることができず、視覚は左目に頼っていた。四歳のときに、混濁した水晶体を外科医が取りのぞいてコンタクトレンズに入れかえたが、このころにはもう、右目の視力は著しく弱まっていた。その後四年のあいだ、レイチェルの左目、つまり〝いいほう〟の目に毎日一定の時間だけ眼帯があてられてた。右目と脳の結びつきを強化するためだ。結局、右目の視力は正常レベルに達しなかったが、のちに水晶体移植をともなう手術を受けたおかげでかなり改善した。とはいえ、残念ながら、レイチェルはふたつの目を同時に使ったことが一度もなく、おかげで脳は右目から得る情報の大半をなおも無視しつづけた。

三十六歳になって、レイチェルは、ペンシルベニア州ピッツバーグの検眼医、ハンス・レスマン医師のもとで検眼学による視能療法を受けた。レスマン医師は熱意と思いやりにあふれる医師で、視覚と発達や動作や行動との関係に強い関心を抱いていた。そしてたちまち、レイチェルが物を見るとき左目に頼りがちで、その方向に体を動かす傾向があることに気がついた。ある日の訓練で、レスマン医師はボールをレイチェルに放り、それに対する反応に愕然とした。レイチェルはロッククライミングが好きでカヤックもたくみに操るのに、両手でボールを受けとめるのはおそろしく苦手だったのだ。

両手でボールを受けとめるには、体の左右が同時に対称的に動く鏡像動作が必要になるが、レイチェルの場合、左手が伸ばされるのがあまりに早く、右手が伸ばされるのがあまりに遅かった。レスマン医師は、片目だけの視覚が筋肉運動の協調を乱しているものと推測し、あらたな課題を彼女に課した——メトロノームの音に合わせて左右の手足を交互に動かすというものだ。レイチェルの左の手足は反応が過剰で、右の手足は反応がにぶかった。右利きにもかかわらず、動きを支配しているのは体の左側なのだ。そのうえ、腰の位置もずれていて、右の腰の軸が右側に傾いていた。

これを見てようやく、レスマン医師は問題の根源に気がついた。レイチェルは左目を使って物を見ているため、頭を——それどころか、体全体を——右側に傾けて、左目がまっすぐ正面を向くようにしていたのだ。そして、左目が右目の視覚を補っているのとまさに同じように、左の手足が右の手足の動きを補っていた。片目だけで物を見るように順応したことが、結果的にレイチェルの姿勢をゆがめ、体の動きを変えてしまっていた。視覚が体全体に影響をおよぼしていたわけだ。

もうひとりの友人のトレーシー・グレイも、レイチェルと同じく、視覚が原因で姿勢がゆがんでいた。トレーシーはマラソンが好きで、軽い斜頸《しゃけい》があるにもかかわらず、忍耐力と意志の力で走りつづけていた。斜頸とは、無意識に首と頭が一方に傾いてしまう状態をいう。トレーシーには、首をまっすぐ起こすのはほぼ不可能だった。人をまっすぐ見たいときは、腕を組んだ格好で右手をあごにあてて、頭をまっすぐに起こさなくてはならない。運転中は、ときどき頭を運転席の窓にもたせかけてそれ以上傾かないよう安定させていた。

何カ月にもわたって、トレーシーはさまざまな臨床医に助けを求め、つねに首を持ちあげなくてはならない状況になんとか対処しようとした。そしてようやく、洞察力に富んだ筋肉セラピストが、トレーシーの問題は視覚と関係があるのではないかと指摘し、アミエル・フランケ医師のもとを訪れるよう勧めた。フランケ医師は視能訓練（ビジョントレーニング）の経験が豊かな、きわめて独創的な検眼医だ。医師は、トレーシーが視覚情報を取りこむさいにほかの人よりも労力を要することを指摘した。事実、彼女は目をうまく協調できない。近くを見るために目を内転させたり遠くを見るために目を外転させたりすることがうまくできないのだ。それを補うために頭を左に傾けていたが、度が過ぎて鼻が左目の視覚をさえぎるまでになっていた。フランケ医師の指導と訓練のおかげで、トレーシーはふたつの目を一緒に使うやりかたを学び、姿勢がよくなって、つねに首を起こさざるをえない状態から解放された。

幸いにも、わたしは、眼位のずれに順応するために姿勢をゆがめずにすんだ。代わりに、一度にいずれか一方の目の情報しか取りこまないようになった。ふたつの視野をめまぐるしく切りかえていたわけで、おかげで世界は不安定で小刻みに震えていた。遠くのほうを見るときはとくにそうだ。当然ながら、車の運転がひどくへただった。ダンとつきあいはじめたころ、発進してはすぐに停まるという、わたしのぎくしゃくした運転ぶりに、彼はあっけにとられた。

「運転中、どこを見ているんだい」はじめて助手席に乗せたときに、そう訊ねた。

「まっすぐ前を見ているわよ」とわたしは答えたが、道路に集中しようとしているのに話をさせられていらだっていた。

「どのくらい遠くを見ているのかな」と彼がさらに訊ねた。

「さあ。たぶん、車一台か二台ぶん前方だと思うわ」

「そうだと思ったよ」と彼は言った。「もっと遠くを見るようにしてごらん」

けれども、遠くを見ていると不安になった。方向感覚がつかめず、自分が空間のどこにいるのか確信が持てない。車が道路からふわふわ浮いている気がした。これはまずいと感じ、わたしはダンの提案を放棄して、もとの運転法にもどった。

何年かのちに、ダンはべつの方向からまた試みた。

「ケントがきょう、なんと言ったと思う?」と彼は訊ねた。ケント・ロミンガーは、ダンが二回めの任務で乗ったスペースシャトルSTS－96（ディスカバリー号）の司令官だ。超一流のパイロットで、ディスカバリー号では、スペースシャトルをはじめて国際宇宙ステーションにドッキングさせた。いわば、音速の二十五倍（マッハ25）で進む車を、同じように動いている駐車場に駐めるような離れわざだ。

「彼が言うには、操縦のこつは、とにかく遠くを見ることだそうだ。遠くを見ていれば、何がやってくるのかわかって、それに合わせて船を動かせる」

ダンのことばはなるほどと思えたが、だからといってわたしの運転法は変わらなかった。どうやっても、車二台ぶんより遠くを見ると不安になってしまう。そこで、もっと消極的な解決策を編みだした。できるかぎり運転を避けたのだ。

遠くを見るのをいやがるせいで、このほかにも、ときに滑稽な状況に見舞われた。七年ほど前のこと、八十人の生物学入門講座を、洞察力の鋭い同僚のひとりと共同で受けもった。そのとき彼女に、なぜ大教室の後方で挙手している学生を一回も指さないのかと訊かれた。「どの学生?」とわたしは訊きかえしたが、じつは、めがねをかければ両眼とも視力は一・〇になるものの、大教室の後方を見るさいに視線を安定させるのが大変だった。どうやら、無意識のうちに後方を見るのをやめることで、この問題を解決していたようだ。

同僚は賢明にも事情を察し、問題の解決を一手に引きうけてくれた。大教室で、彼女は学生全員のうしろに陣取った。そして後方で手が挙がるたびに、両腕を激しく振ってわたしの関心を引き、それから大きな身ぶりで当の学生の方向を指さした。おかげで、わたしはすべての学生に注意を払うことができ、学生のほうも気を遣って、おかしなことは見なかったふりをしてくれた。

こうしたできごとがあるたびに、ミスター・マグーになった気がした。ミスター・マグーは動きがぎこちない不器用なアニメキャラクターで、ひどい近眼のせいでなんにでもぶつかってしまうのだ。とはいえ、わたしはみんなと同じように視力表を読める。視力がいいか悪いかは、わたしが抱える問題の説明にならない。四十歳のときに受診した眼科医は、視力に悪いところはないと言ったが、それでもなお、何かを見落としている気がした。大教室の前に立って、同僚が腕をぶんぶん振って注意を引こうとするのを見たとき、わたしは自分の視野がかなり狭いことに気がついた。そこで、べつの眼科医に診察してもらおうと決意した。できれば、ちがうやりかたをとっている人に。

わたしは、マウント・ホリオーク大学の向かいに診療所を構えている検眼医、スティーヴン・

マーコウ医師のもとを訪れた。そしてテレサ・ルッジェーロ医師を紹介してもらった。近くの町で開業し、〝検眼学による視能療法〟なるものを行なっている医師だという。翌日、わたしはルッジェーロ医師の診療所に電話をかけ、自分がもうじき四十八歳になることを告げた。視能療法を受けるには年をとりすぎていますか？　受付係は動じることなく、うちでは生後九カ月から九十歳までの患者さんを治療していますと答えた。「年齢で言えば、あなたはまだ半分のところですよ」半信半疑ながらも希望を抱いて、わたしは予約を入れた。

視能療法との出会い

二〇〇一年十一月、ルッジェーロ医師の診療所をはじめて訪れる道すがら、わたしは、ほかの眼科医がまだ試みていないどんな治療があるのだろう、と首をかしげた。考えてみれば、自分は、高名な超一流の眼科外科医の手術を受けている。手術後に受診した眼科医はだれもが、眼位がいかにうまく調整され、見た目がいかによくなっているかを口にした。小さいころ寄り目がちに見えるのがきまずくて屈辱的だったので、見た目がふつうになったのはとてもありがたかった。それに、手術がうまくいったおかげで、瘢痕《はんこん》組織がほとんどできず、いまだにあらゆる方向に自由に目を動かすことができる。

新しい眼科医を受診することへの不安は、診療所に足を踏み入れても解消しなかった。すっきりと整頓されてはいるが、質素で飾り気がない部屋だ――高度医療センターという雰囲気はどこにもない。しかし、やがてわたしは、診療所の地味な見かけには、そこで実施される治療の並はずれたすばらしさがまったく反映されていないことを知る。

大学時代、テレサ・ルッジェーロは大学で心理学を専攻するかたわら、知覚に関する講義も受けていた。そして、経験がわたしたち人間の知覚に果たす役割に興味をそそられた——いま見ているものが、将来見るものに大きな影響をおよぼす、ということに。彼女は教授のひとりの研究助手を買ってでて、人間の視覚に関する実験を行なっていた。そんなおり、眼科の定期検診のためにかかりつけの検眼医を訪れたさい、知覚に関わる研究を行なっていることを話し、検眼医という職業について質問した。すると、視能療法を行なっている検眼医の診療所を何カ所か回ってみるよう勧められた。テレサ・ルッジェーロは、〝検眼学による視能療法〟が目と脳の結びつきを重視していることから、視能療法を専門にする検眼医という職業なら、自分の学問的な見解と関心を実際の治療に活かせるはずだと考えた。

目の治療の専門職には、大きく分けてふたつの集団がある。眼科医と検眼医だ。眼科医は一般の医者で、医学部で四年間過ごして肉体と病気一般について学ぶ。そして卒業後の初期研修および専門研修の期間に、薬理学と外科医学を用いて目の機能障害や疾患の治療経験を積んでいくが、視能療法は用いない。かたや検眼医は、テレサ・ルッジェーロもそのひとりだが、目と視覚と脳の関係に重点を置く検眼医学校に四年間通う。ルッジェーロ医師が検眼医を選んだのは、検眼学による視能療法がたぐいまれな分野だからだ——視覚障害の一部には、目と脳を新しいやりかたで訓練すれば改善する可能性があり、そういった視覚障害に苦しむ患者を治療したいと彼女は考えた。

検眼学による視能療法は、もともと斜視の矯正のために考案された一連の技術、すなわち視能矯正を起源に持つ。ベイツ法や眼筋訓練法といった民間の自助療法は含まない。あくまで、十九世紀後半にフランスの眼科医、ルイ・エミール・ジャヴァルが考案した視能矯正法に基づいて確立されたものだ。ジャヴァル医師は社会改革者で、貧しい人々の健康状態の改善、視覚障害者の治療法の向上、国際語であるエスペラントの使用を唱えていた。さらに言えば、文章を読むときの眼球の動きを測定した最初の人物でもある。斜視の父と妹への気づかいからこの障害に関心を寄せるようになり、当時の未熟な手術を〝ル・マサクル・デュ・ミュスクル・オキュレール〟(眼筋の虐殺)と呼んで、これに代わる療法を考案した。この療法は効果的ではあったが、たいていは長時間の訓練を実施しないと効果が生じなかった。

二十世紀から今日までずっとそうだが、眼科医(とくにアメリカの眼科医)は、斜視の治療にあたって手術に重点を置いている。第一章で触れたように、室内実験では、生後まもない〝臨界期〟に眼位のずれが生じると、両眼性ニューロンの発達が阻害されることが示唆されている。こうした実験の結果から、多くの医師が、正常な両眼視力と立体視力は人生のはじめの時期にしか発達しないものと解釈した。結果として、二十世紀後半に、生後一年以内の斜視の乳児に手術が施されるようになった。低年齢で手術を行なえば、ある程度まで立体視の発達をうながすことができるのだ。乳児の段階で手術を施すようになったため、小児眼科医はもはや、斜視の治療法としての視能療法にほとんど関心を払っていない。視能療法を受けさせるには、赤ん坊は幼すぎるからだ。眼科医は視能療法士と呼ばれる人たちと連携しており、この視能療法士は専門職としていくつかの療法を処方するが、提供される療法はごく基本的なものにかぎられている。ジャヴァルが生みだした初歩的な視能矯正技術を洗練させて広げたのは、視能療法士ではなく、二十世紀なかばに活躍した少人数の検眼医のグループだった。

一九五〇年代から七〇年代にかけて、フレデリック・ブロック、ウィリアム・ラドラムといった検眼医たちが、視能訓練を用いて斜視患者を治療することに相次いで成功した。この治療法の効果を測るためのある研究では、百四十九人の患者が十二週間にわたって週二回の訓練を受けた（このうち、なんらかの手術を行なった患者はひとりもいない）。訓練後、患者の七十五パーセントが、眼位のずれが矯正され、立体視をともなう安定的な両眼視が得られたと主張している。数年後、追加の治療をなんら実施しない状態で再検査したところ、彼らの目は矯正の効果を失っておらず、なおも立体的に物を見ていた。とくに興味深いのは、生後一年以内に斜視を生じた患者であっても半数が立体視力を得たという事実で、この結果は、動物を使った室内実験の解釈と矛盾する。ほかにも複数の研究者が、大きな意味を持つ革新的なこの研究結果を裏づけている。ところが、臨界期という考えかたと、ごく幼い時期に手術を行なう趨勢が強まったせいで、こうした報告はおおむね無視された。

検眼医はつねにレンズ開発の最前線に立って、たとえば最初のコンタクトレンズ、弱視用のめがねやルーペなどを考案してきた。したがって、レンズやプリズムを用いた療法の効果をさらに高めるやりかたを編みだしたのが検眼医だったことは、驚くにあたらない。視覚と姿勢と動きのあいだに密接な関係があることに気づいていたため、彼らは視覚運動能力の訓練を療法の体系に組みこんだ。そして一九七一年、視能療法にとくに関心を寄せていた検眼医の一派が、療法の具体的な手順《プロトコール》を標準化し、厳しい試験を導入して専門委員会による認定を行なう目的で、検眼医の視覚発達協会（COVD）を設立した。専門委員会による認定試験に合格すると、その検眼医はCOVDの会員《フェロー》になれる。本書を記している時点で、フェローに認められた検眼医はわずか四百人だが、検眼学による視能療法に精通した検眼医はさらに五百人ほど存在するものと思われる。

ルッジェーロ医師は検眼医学校に在学中、研修先として、視能療法を実施している診療所を選ぶよう心がけた。とくに、故フレデリック・ブロックとともに診療を行なっていた検眼医、イズリエル・グリーンウォルド医師の診療所に足しげく通った。その後、検眼学による視能療法の認定書を授けられ、わたしがはじめて会ったときには、すでに十五年間の診療経験を積んでいた。彼女が治療してきた患者には、視覚障害のせいで学校で苦労していた子どもたち、わたしのように両眼視に問題を抱えた人たち、外傷性脳傷害や脳卒中の患者たちがいる。

生まれてからずっと眼科医にかかっていたので、わたしは視覚検査のすべてを知っているものと思いこんでいた。眼科医はたいてい片目ずつ視覚検査を行なったが、ときには顔に近づけた鉛筆やペンライトの動きを目で追うよう求めたり、簡単な立体視力の検査を行なったりすることもあったのだ。ルッジェーロ医師の診療所では、未体験の両眼視力検査を次々に受けさせられた。検査が終了すると、医師は結果のすべてにざっと目をとおしたが、それについて説明する前に、現在できないことでやりたいと思っているのは何かと訊ねた。

わたしは、もっと長い時間続けて本が読めて、遠くを快適に見られるようになりたい、とくに、強い不安を感じずに運転ができるようになりたいと答えた。よく知らない場所まで自分で車を運転するはめになりそうなときは、そこへ出かけるのも友人を訪ねるのもなるべく控えていたのだ。運転するのが怖いからと言うと哀れっぽく聞こえるので、その都度、なんらかの口実を設けて。夫が運転してくれるときには、数えきれないほど車に乗った。なのに、彼がどうやって、高速道路の進入スロープであれほど自信たっぷりに軽々とスピードをあげて、迫ってくる車の列に合流できるのか、どうしても理解できなかった。運転以外では、二十分ほどで目が疲れることなくテニスを楽しみたかった。じつは、室内コートでテニスをやったあとは、きまって奇妙な感覚に襲われた。歩くときに全世界が上下に揺れるのだ。というわけで、わたしはとびきり鮮明な視覚を求めているのではなく、日々の生活で日常的な活動を行なうためにもう少し快適な視覚が欲しかった。

目が疲れる、遠くを見づらい、運転がしにくい、といった問題は、〝自分が空間のどこにいるのかよくわからない〟という事実から生じているのだと、ルッジェーロ医師は告げた。あなたは異なるふたつの方向から対象物を見て、世界観をひっきりなしに切りかえています。治療において最初の、そして最も重要な目標は、あなたの視線を安定させて、視覚に自信をもたせることですね。

ルッジェーロ医師はさらに続けて、見かけ上はふたつの目がそろっているが、いまなお水平方向、垂直方向ともにずれたままなのだと説明した。つまり水平斜視に加えて、右目が角度にして数度ぶん左目より下になっている。ほかの医師たちもこのずれに気づいていたが、矯正しようとはしなかった。おそらく、ふたつの目を同時に使うことができないのだから、見かけ上の必要性を超えてまで眼位をそろえても意味がないと判断したのだろう。だが、彼らが認識していなかったのは、この垂直方向のずれが視覚の大混乱をもたらしていたことだ。無意識に一方の目からもう一方へとめまぐるしく切りかえているため、わたしは著しく異なるふたつの視野を持っていた。

ルッジェーロ医師がこういったことすべてを説明してくれたとき、ビートルズの『ノーホェア・マン』という歌が、いきなり頭のなかで鳴りひびいた。この歌のリフレーンで、ビートルズは、視点をまったく持たないせいで〝自分がどこに向かって進んでいるのかわからない〟男のことを歌っている。ところが、わたしはいま、自分の視点がひとつではないことを知った。なんと、ふたつ存在するのだ！　この状況が、空間位置を正確につかむにあたって、ささいではあるが広範にわたる問題を生じていた。

ルッジェーロ医師はわたしの顔の前にフォロプターを持ってきた。眼科医の診療でおなじみの、レンズやノブがぎっしりついた不格好な装置だ（図4－3参照）。ルッジェーロ医師はこのフォロプターを用いて、わたしの左右の目の前にそれぞれ異なるレンズを置いた。これにプリズムを合わせると、目の視野全体を上下左右に移動することができる。医師はわたしの右目の前にプリズムを置き、視野を上のほうへずらして左目の視野とできるだけ一致させてから、六メートル離れたコンピューター画面上の視力表を読んでほしいと言った。

「この視力表は、ふだん見ているのとちがって見えますか」

「はい、ちがいます」とわたしは答えた。「ふだんよりも楽に、文字に視線を固定することがで

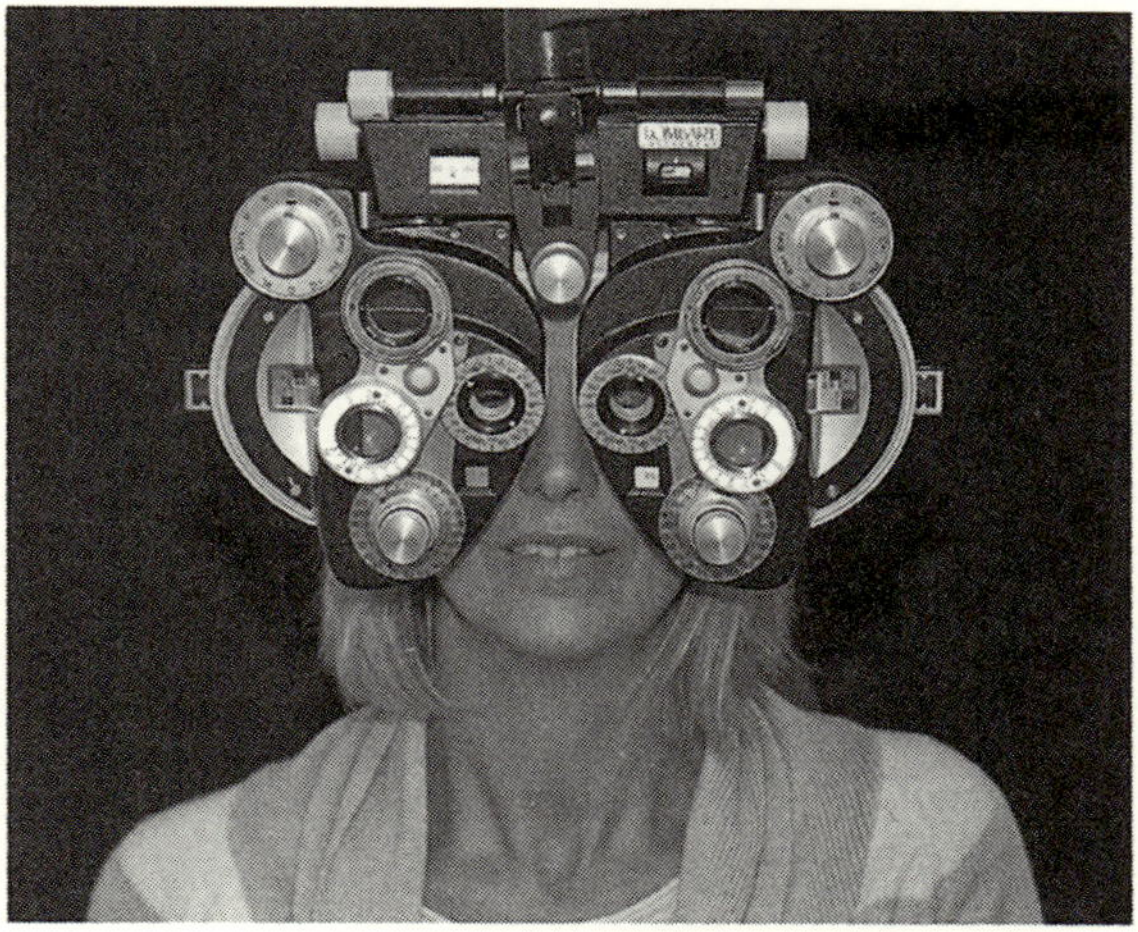

図4－3　フォロプターのレンズをのぞく患者。(©Rosalie Winard)

きます。文字が小刻みに揺れていないから」プリズムのおかげで、見るという行為がはるかに楽になった。このフォロプター一式を顔につけたまま診療所の外に出てもいいくらいだ！

ルッジェーロ医師は新しいめがねの処方箋を書いた。近視の矯正はいつもどおりだが、垂直方向の眼位のずれを減らすためのプリズムを加えて。そしてめがねが届くと、いまから視能療法を始めますと告げた。この視能療法で、いかにふたつの目を協調させて視線を安定させるか、その方法を教えます。

視覚が改善されるかもしれないという希望をはじめて抱いて、わたしはルッジェーロ医師の診療所をあとにした。自分の不安定な視覚にも明確な説明がつくこと、いままで、治療可能な症状についてまっとうな訴えをしていたことがわかって、ひどくほっとした。乳児斜視の患者のうち、立体視をともなう安定した鮮明な両眼視覚がどういうものかを知る人はごくわずかしかいない。いっぽう、医者のほとんどは、この障害を個人的に経験したことがない。したがって、斜視をめぐる専門知識と、眼位がずれた目で物を見る体験とのあいだには、大きな隔たりが存在する。この隔たりがいかに大きいかを、その後の一年間でわたしは痛いほど実感した。療法によって視覚が改善し、世界観ががらりと、想像もできなかったような変貌を遂げたのだ。

第五章

視線を固定させる

知覚はわたしたちの体に生じるものでも、体のなかにあるものでもない。わたしたちが行なうものなのだ。

——アルヴァ・ノエ『知覚は行為である』

視線を保つ

土曜日の朝、わたしはスーパーマーケットで家族のために果物と野菜を選ぶ。できればりんごをひと口かじるか、桃の試供品をもらうかしたいところだが、そうもいかない。やむなく味覚以外のあらゆる感覚を駆使して食品のおいしさを予測するはめになる。まずは、ピーマンの山をざっと眺めて、曲線美の形状や、濃い緑から鮮やかな赤までのさまざまな色合いを頭に収める。ひとつを手にとり、なめらかな表皮に指を走らせて、傷んだところはないか確かめる。鼻先に持っていって、強烈な匂いを嗅ぐ。次に、アボカドの陳列台の前に行き、また自分の目でざっと検分する。またひとつを手にとると、ぎゅっと握って弾力を確かめ、アボカドのディップを作るとしたらきょうかあしたかと考える。それから、耳もとに持っていったハネジューメロンを振って、なかの種がたてる音に耳をすます……。

こうした選びかたは、まず何かを動かさないかぎりできない。目を動かして見るか、手を動かして触るか、鼻孔を動かして嗅ぐか、果物を耳もとへ動かして音を聞くか。わたしたちは世界を感じて、それから反応するのだと、よく言われている。だが、知覚と体の動きはその順番では生じない。世界をなんらかの形で細かく知覚しようと思ったら、同時に体を動かさなくてはいけない。それどころか、体の動きを計画する行為はおおむね無意識に行なわれるが、この計画行為こそが目や耳や指の感覚を研ぎすまさせている可能性がある。知覚と体の動きは、双方向の絶え間ない会話によって密接に結びついているのだ。

一連の実験によって、ポール・バキリタとその同僚たちは、世界を知覚するさいに自発的な体の動きが重要であることを実証した。彼らはテレビカメラの映像の明暗パターンを電気刺激に変換した。目の見えない志願者たちは、刺激を伝える機器にもたれかかって、映像の明暗パターンを背中の触覚で感じとる。すると訓練を重ねるうちに、被験者たちはこのパターンを皮膚への刺激としてではなく、景色の映像として認識するようになる。さらにこのテレビカメラの装置を使って、人の顔を見分けたり、転がるボールをバットで正確に打ったり、じゃんけん遊びをしたりできるようにもなる。こうした変化は、目の見えない被験者がテレビカメラを自分の意志で動かすすべを学んだあとはじめて生じた。これができてはじめて、被験者はカメラを使って物を〝見る〟ことができる。世界を感じることは受動的な過程ではなく、能動的な探究を要する行為なのだ。

というわけで、よりよい見かたを学ぶために、わたしは両眼の動かしかたを学びなおす必要があった。これが、視能療法における最初のステップだ。はじめて視能療法を受けた日、わたしはルッジェーロ医師に案内され、すっかり見慣れた診療室付設の部屋を次々に通りぬけて、子どもの遊び部屋のような外観の部屋に入った。赤と青の半透明のビニールシートが、ガラスの扉に貼られていた。巨大な穴あきボードに陳列されているのは、色とりどりの木製ビーズに糸をとおしてぐるぐる巻きにした輪と、さまざまな種類の赤青めがねや偏光めがねだ。カウンターの上には、立体鏡と、短い支柱に取りつけられた小さなウェッジプリズムが置かれている。さまざまな文字や数字が書かれた視力表が壁に貼られ、床には板が何枚か据えてある。どうやら、患者が上に乗ってバランスをとるためのものらしい。わたしは疑念を抱いた。ここは、高度な作業をまじめに行なう場所には見えない。しかも、視能療法を一緒に受ける相手が五歳の少女だと聞かされて、不安はいや増した。

その後一年かけて、週に一回、四十五分間ずつの診療で、わたしは視能療法のやりかたを指導された。毎回、はじめる前にルッジェーロ医師が前の週からの進捗状況を調べ、そのうえで次の一週間の訓練内容を指示する。訓練が終わるたびに、診療所の視能療法士が、自宅で毎日二十分間行なう訓練メニューをわたしに持たせる。あるとき、視能療法士のミシェル・ディルツが、大きな数字がひとつずつ書かれた四枚の紙を手渡して、こんな指示を与えた。自宅の壁の四隅にこの紙を一枚ずつ貼りつける。片目に眼帯をあてて、ひとつの数字を見つめ、それから次の数字に視線を移す。つまり、だれかに数字を順不同で読みあげてもらい、その数字が書かれた紙にすばやく目をやって数秒のあいだ視線を保ち、それからまた補助者の指示に従って、べつの壁に貼られた数字に視線を移すのだ。「まさか、冗談でしょう」とわたしは思った。「子ども向けの訓練じゃないの」

きっとわたしの考えを読み取ったのだろう、ミシェルは、一緒に療法を受けている少女にその場でやってみてほしいと頼んだ。めがねをかけた小柄な少女は、わたしよりもはるかにうまく目を動かして視線を保つことができた。実演のあとはもう、ミシェルは何も言う必要がなかった。ちょっぴりばつの悪い思いを抱えながら、わたしは数字の紙を受けとって家に持ちかえり、キッチンの壁に貼って、毎日この訓練を行なった。

視線を保つことは、簡単な作業であり、なんの努力も要しないように思える。実のところ、これは重要な能力で、数多くの脳の領域が関わっているのだ。網膜に映った対象物の像がまったく動かなければ、それは消えてしまう。したがって、ひとつの対象物をじっと見つめるときには、目を小刻みに動かすことによって絶えずその像を更新しなくてはならない。たとえば、対象物の右から左へゆっくりと目を動かし、少しだけすばやくもどす、といったふうに。

わたしたちは凝視によって世界のどこに自分がいるかを把握するだけでなく、これを使って他人との意思の疎通も行なう。授乳中、乳児はひたと母親の顔を見つめ、母親もわが子を見つめかえす。恋人たちはたがいに相手の目をじっとのぞきこむ。だれかを脅したい場合、その人物をまっすぐ見据えることが多い。わたしたちは目を凝らしたり、そらしたり、たがいに見交わしたり、遠くを見つめたりする。単なる視線の動きだけで、気持ちや考えの変化を知らせることができる。このように凝視が意味を持つのは、目に能動的な指示が送られた結果もたらされる行為だからだ。

わが家の古い家族写真に目をとおしても、ふたつの目でカメラを見据えた赤ん坊のわたしはなかなか見つからない。わたしの目はいつもどこかべつの場所を見つめている。子どものころ、姉からしょっちゅう、一緒に話しているときに視線がよそを向くと言って怒られた。なんだか、ちゃんと話を聞いていないような気がするのだという。「どこを見ているの？」と、わたしの視線がそれて宙を向くたびに姉が訊ねた。手術を受けたあとですら、数秒以上は安定して物を見つめられない。ときどき景色がざらついて見え、首を振ってもとの状態にもどさなくてはならなかった。

視能療法を始めるまでは、下を向いたときに視線を安定させることがとくにむずかしかった。そこで、やむをえず頭ごと下に向けて見るようにしていた。朝はいつも、目をあけると世界がゆらゆら揺れて見えた。まわりの物すべてが右へ流れて、次にひょいと左にもどったかと思うと、またもや右に漂っていく。ときどき、こうして世界が漂うさまをベッドに横たわったまま何周期か眺めてから、首を振って、ゆらゆら動く景色を停止させた。こうした不安定な状態にすっかり慣れていたため、わたしはたいして気にかけておらず、眼科医にはこの症状を報告していなかった。ところが、ルッジェーロ医師は最初の検査で異常な目の動きに気がついた。片目を覆ったとき、覆われていないほうの目は、見るようにと言われた対象物をまっすぐ見つめるが、やがて鼻のほうに向かって漂いはじめ、ふいに外側に動いて対象物にまた視線を合わせてから、再び鼻のほうに向かいはじめるのだ。この異常な動きは潜伏眼振と呼ばれ、乳児期から内斜視だった人にしばしば見られる。

前述の〝四つの数字を見つめる〟訓練をはじめとして、視能療法の訓練法をいくつか経験するうちに、わたしはしだいに視線を保つすべを学んだ。そして、自分が道路標識の文字をほんとうの意味では読んでいなかったことに気がついた。労力をかなり要するので、小さな対象物にはほんの一瞬たりと視線を固定させようとしなかったのだ。代わりに、絶えず目を動かしつづけ、周囲の状況から標識のメッセージを（しばしば不正確に）推測したり、いちばん大きい文字だけをひろって全体の見当をつけたりしていた。現在は、外を歩いているときに道路標識の文字をひとつひとつ見つめては、そのまましばらく視線を保つ訓練を行なって、しだいに遠くの道路標識に挑戦するようにしている。

動くものを見る

そのほかに、基本的な目の動きの訓練もいくつか行なった。たとえば、衝動性眼球運動《サッケード》。これは、目をふたつとも同じ方向にすばやく動かす行為だ。〝サッケード〟はフランス語由来の単語で、〝急に動く〟という意味がある。じつは、視能矯正法を考案したルイ・エミール・ジャヴァルが作ったことばだ。サッケードは人間が行なうなかでは最も速い動きであり、わずか一秒の五十分の一ほどの時間に生じる。わたしたちは一秒間に数回これを行なって周囲の状況をざっと把握するが、行なっていることに気づくのはごくまれだ。新しい対象物を目で見て手にとるとき、わたしたちはまずサッケードを一回行なってから、対象物に頭を向け、そのあとで手を伸ばす動作を行なう。また、本を読んでいるときに行の終わりに達すると、目がすばやくサッケードを行なって、次の行の最初の単語に焦点を合わせる。

視能療法を受けはじめたころ、ひもで天井からつるされたボールを使う新しい訓練法が取り入れられた。ボールをそっと揺らし、片目でその動きを追う。これは軌跡をゆっくり追う動作、すなわち滑動性追従運動と呼ばれるものを必要とする行為だ。訓練を始めて数秒後、ルッジェーロ医師が、目だけを動かして頭は動かさないようにと念を押した。「だけど、頭は動かしていません」とわたしは言い張った。すると、一冊の本を渡され、頭の上に載せて落とさずに目を動かしてみるようにと言われた。わたしはボールの動きを追ったが、目だけを動かしたはずなのに、本は床に落ちてしまった。再び試したものの、同じことが起こった。そこでようやく、自分が目と頭の動きを独立させていないことを悟った。わたしはボールを家に持ち帰ってキッチンの天井からつるし、本を頭に載せて、ひたすら訓練した。

幼児期から内斜視だった人の場合、目の滑動性追従運動にしばしば異常が見られるが、これは立体視力がちゃんと発達しなかったせいだと思われる。おそらく目をうまく動かせないからだろう、わたしはメジャーリーグの試合をスタンドの後方から観戦するとき、速いボールの動きが見えたためしがない。選手間で気楽にやりとりされるボールは見えるが、すばやく投げられるともうお手あげだ。わたしの目には、投手が振りかぶって投球動作を行ない、打者がバットを振って、野手がそれに反応して動くという、手の込んだパントマイムにしか見えないのだ。

視線を保つことと目を動かすことが良好な視覚にとっていかに重要か悟ったあとは、視線を保ったりボールを目で追ったりする訓練をしょっちゅう行なった。それこそじっと立っているときも、歩いているときも、さらにはミニトランポリンで跳ねているときにさえも。そして視能療法を始めて一年ほど経ったころ、ある朝、起きたときに安定した世界があった。

目をあけた瞬間から、視野はどっしりと落ち着いていた。しばらくベッドに横たわったまま世界がゆらゆら動きはじめるのを待ったが、そうはならなかった。下を向いても、世界はぐらつかなかった。いまではもう、友人とテニスを楽しんだあと、コートから歩いて出るときに世界が揺れるような感覚を味わうことがない。そしてなんと、先日、フェンウェイ・パークに出かけてスタンドの後方からレッドソックスの試合を観戦したときも、ほぼずっとボールが見えていた。

視線を保つすべを身につけたあとは、物の見えかたが変わったばかりか、自分の外観も変わった。もはや目を大きく見開かずとも、楽に凝視することができるのだ。夫はわたしの視覚が改善したことをとても喜んではいるが、皿のような丸い目をした昔の表情もすごく魅力的だったのにと、残念そうに言う。

快適に物を見るためには、立ちどまっているときだけでなく、動いているときにも視線を安定させる必要がある。動いているときに物がはっきり見えることは、良好な視覚に欠かせないが、一般的な目の検査でこの能力を測ることはめったにない。よく行なわれる視力検査は、椅子にじっと座ったまま、六メートル離れた位置に静止している視力表を片目で眺めるというものだ。これは六メートル先を片目で見たときに細部まで見える最小の大きさを測る検査だが、視覚にはほかの要素がたくさんある。日常生活を送るなかでは、遠くと近くどちらの対象物も見つめるし、その一部は動いていて、さらには自分も動いていることがある。人はふたつの目の情報を融合させて世界を頭に取りこむ。もっと言えば、ふたつの目の情報とほかの感覚とを結合させてひとつの知覚を形成し、その知覚に応じて自分の動きを決める。こうした能力のどれひとつとして、一般的な視力表では測れはしない。患者がどの程度よく見えるのかほんとうに調べるためには、本を読んだり、車を運転したり、ボールをつかんだり、さらには道を歩きながらあたりを見回したり、といった日常生活の動きをいかにうまく行なえるか、眼科医が把握することが必要不可欠だ。

宇宙飛行士の視力

視能療法を受ける数年前、一九九〇年代にNASAのジョンソン宇宙センターで働いていたころ、わたしは人々の動体視力の検査、すなわち動いているときにどのくらいはっきり物が見えるかという検査を行なった。はじめて地球に帰還した宇宙飛行士の何人かは、ふり向いたり歩いたりするときに世界が揺れて見える症状を訴えた。これでは、着陸直後に何か緊急処置を施すはめになった場合に深刻な問題を生じかねない。動いているときにとくに視覚の安定を欠くようなので、宇宙から帰還した直後の動体視力と〝正常〟な動体視力とを比べてみてはどうかと考えた。地上勤務のスタッフと帰還したばかりの宇宙飛行士に頼んで、じっと立っているときとランニングマシーンの上を歩いているときに視力表を読んでもらった。地上勤務のスタッフのほとんどは、じっと立っているときも歩いているときも同程度に視力表を読むことができた。わたしはというと、じっと立っているときには正常な一・〇の視力があるが、時速六キロの速さで歩いているときには著しく視力が落ちた。どうりで、ほかの人たちとちがって、雑貨店の通路を歩きながら商品のラベルを読むことができないわけだ。

同じように、何人かの宇宙飛行士は、はじめて地球に帰還したときに動体視力が落ちてしまう。この一時的な視力減退の要因は、目、頭、体の動きの協調が乱れたことにある。帰還直後の宇宙飛行士がどんな体験をしているのか知りたければ、歩きながらビデオカメラであたりの景色を撮影してみるといい。あとで再生すると、テープに録画された映像は自分の動きに連動して上下に揺れているはずだ。ところが、歩きながらじかに目で見たときには、世界はこのうえなく安定している。わたしたちはどうしてこんなことをなし遂げられるのだろう。

次のような簡単な実験で、わたしたちが動いているときにどうやって視線を安定させているのか、ある程度まで説明ができる。まず鏡をのぞいて、視線をまっすぐ前に向ける。それから、ゆっくりと頭を左右に動かす。ちょうど〝ノー〟の意思表示をするときみたいに首を振るのだ。この場合、頭の動きを速めれば速めるほど(限界はあるが)、目の動きも早まる。頭を上に向けると、目は下を向く。頭を下に向けると、目は上を向く。こうした動きはすべて、無意識のうちに生じる。頭の動きとは逆の方向に目が動くおかげで、わたしたちは視線をまっすぐ前に保ちつづけられる。

これは代償性眼球運動と呼ばれ、前庭眼反射と滑動性追従運動の組み合わせによってもたらされる。耳のなかには、音をひろうための器官である蝸牛《かぎゅう》に加えて、前庭器官を形作る耳石器と半規管という組織があり、これらは頭の動きにきわめて敏感だ。頭の動きを感じとると、その情報を前庭器官が脳内のニューロンに送り、今度は脳がさまざまな眼筋を刺激して、頭とは逆の方向に目を動かす。これが、前庭眼反射と呼ばれるものだ。

　この反射だけでは頭の動きの影響をすっかり消すことができないため、目はさらに、頭の動きとは逆の方向に滑動性追従運動も行なう。おかげで、自分が動いていても世界は動いていないように見える。かたや一般的なビデオカメラには前庭眼反射が備わっていないため、歩く動きに応じて上下に揺れ、結果としてさまざまなアングルから撮影することになる。このビデオテープを再生すれば、代償性眼球運動がなかったら歩いているときに世界がどんなふうに見えるか、おおよその感じがつかめるはずだ。

　当然ながら、前庭系を損傷した人は、歩いているときに安定した視線を保つことがむずかしい。宇宙飛行にすんなり適応できる宇宙飛行士は〝頭部が安定した人〟であり、はじめて宇宙空間を漂うときに目と頭と体を同時に動かしている。こうすることで、代償性眼球運動の必要性を最小限に抑え、混乱した前庭系に頼る割合を減らして、安定した視線を保てるのだ。

　斜視などの視覚障害がある人たちもまた、動いているときに視線を安定させてはっきりと物を見るのに苦労する場合がある。斜視のエリック・ウォズニースミスは視能療法を受ける前に、〝生まれてからずっと、すべりやすい石の上を歩いている〟感じがすると言っていたが、わたしはそれがどういうものかよくわかる。ただし、ルッジェーロ医師に会う前に、無意識のうちに、この状態を避けるための方策を編みだしていた。たとえばジョギングに出かけたとき、通りかかった友人たちが車から身を乗りだそうが、叫ぼうが、狂ったように手を振ろうが、わたしはけっして彼らを見なかった。目も頭も左右に動かさず、ひたすらまっすぐ前を向いて、できるかぎり視野を安定させていたのだ。
視能療法を受けてからは、動いているときに物を見る能力がめざましく向上した。雑貨店で立ちどまることなくラベルを読んだり棚から商品をつかみ取ったりできるばかりか、ジャンプ中に回転しながらフリスビーをキャッチすることもできる。さらに言えば、車で交差点にさしかかったとき、なめらかなひと続きの動作で、道の左右を見て、車も人もいないのを確かめてから、交差点を曲がって新しい道に入ることができる。そして言うまでもないことだが、テニスの腕前も上達した。

検眼医のA・M・スケフィントンは、しばしば、視能療法の父と言われる。二十世紀のはじめに国じゅう講演してまわり、次のような主張を行なった。良好な視覚には、一・〇以上の視力のほかにもたくさんの要素がある。それどころか、視覚は学習行動であって、訓練によって改善しうる、と。操車場のそばを歩いているとき、スケフィントンはひとりの少女がレールの上で遊んでいるのを目撃した。人なつこくて楽しいことが好きな性格だったので、彼は少女と一緒に遊ぼうと考え、バランスをとりながらレールの上を歩いて近づいた。距離が縮まったとき、少女の目の状態に気づかされた。最初は、眼位がちゃんとそろっているように見えた。ところが、レールから飛びおりてバランスに神経を注ぐ必要がなくなったとたん、少女の目が内に寄った。体のバランスをとってまっすぐに進むことと、両眼のバランスを保ってまっすぐにそろえることは相関関係にあったのだ。

こうした観察をふまえて、二十世紀なかばに、検眼医のアミエル・フランケとロバート・クラスキンが、視能療法に使うバランスボードをいくつか設計した。そのひとつが、高さ五センチ、幅十センチ、長さ三十センチの角材に、縦三十センチ、横四十五センチのベニア合板を載せたものだ。この上に立って合板がぐらつかないようにするためには、体重を均等に分散させなくてはならない。合板に乗ることで前庭系が目覚め、体のバランスをとって重心をまっすぐ保ちやすくなるというわけだ。

三十代の斜視の女性、イライザ・コールは、こうした前庭系と眼球の関係性を自分なりに利用する方法を編みだした。視能療法のおかげでふたつの目からの情報に注意を払うようになった当初、イライザはものが二重に見える複視を体験した。さらに治療を進めて眼位をそろえる能力が向上すると、この問題は解消されたが、当初はじっと座っているときに複視の症状が強まった。心理療法士という職業柄、この症状は仕事に大きな差しさわりを生じた。黙って座って患者のことばに耳を傾けているうちに、相手に頭がふたつあるように見えてしまう。いったい現実がちゃんと把握できているのは療法士と患者のどっちだろう、と彼女は自問した。このころにはもう、動けば複視が解消されることを発見していたが、診察のあいだに立ちあがって動きまわることはできない。そこで回転椅子を導入し、患者と話すあいだじゅう椅子をゆっくりと左右に回転させた。患者が気にしない程度のかすかな動きではあったが、前庭‐眼系を刺激するにはじゅうぶん効果があった。

中心視野と周辺視野

中心視野が鮮明であれば、対象物がはっきり見えて操りやすくなる。とはいえ、周辺の状況を的確に把握して、自分が空間のどこにいるのかを知るためには、中心視野が鮮明なこと以外にも必要な要素がある。周辺視力もよくなくてはならない。良好な周辺視野は、船舶や航空機を操縦したり、車を運転したり、サッカーをプレーしたりするときにだれもが重宝する能力であり、優秀なスポーツマンと並はずれて優秀なスポーツマンとを明確に分けるものでもある。元上院議員のビル・ブラッドリーは大学時代にバスケットボールのスター選手として活躍し、完璧なシュートを打つことで知られていた。ボールをパスできるチームメイトがひとりも見あたらなかったとき、彼はゴールに背を向けたまま、右肩越しにボールを放ってみごとにリングに入れた。どうすればそんなことができるのかと訊かれると、バスケットコートでそれなりに長くプレーしていれば「自分がどこにいるのか感覚でわかるようになる」のだと答えた。良好な空間感覚を発達させるには、全視野からの情報を利用しなくてはならない。広く遠く見える必要があるのだ。

わたしは周辺環境をほとんど気に留めていなかったから、バスケットボールのスターにはけっしてなれなかっただろう。視覚に問題がある人の多くはそうだが、視野のほんの一部分にしか注意を払っておらず、しかもわたしの場合、それは近くて前方でまんなかの部分だけ。人の多い通りを歩くときの視覚的印象は、連続的な流れというより、個々のスナップ写真をひと続きに並べたような感じだった。すぐに方向感覚を失い、しょっちゅう迷子になっていた。

一九九二年にマウント・ホリオーク大学で教えることになったとき、わたしは大学近辺の街なかを運転するのが怖かった。ホリオークの信号は、道路の中央に頭上からぶらさがる形ではなく、道路脇の支柱に据えつけてある。わたしはまっすぐ前方しか見ていなかったため、信号を見逃して交差点を猛スピードでつっきることが多かった。町の総合病院に行くときも、病院の場所を知らせる〝H〟の標識を追えば見つかるはずなのに、その標識もまた道路脇にあったため、やはり見逃して迷子になった。

ヒューバート・ドールザルは、著書『一変した世界で暮らす』のなかで、左右の目に一週間ほど筒をつけて過ごし、周辺視覚がない場合はどんな感じになるかを調べた。ふつうの状態なら一八〇度の視野が得られるが、それぞれの目に筒をつけることで、わずか十二度の視野しか得られなくしたのだ。どんなふうに見えたかという記述は、わたしにとっては気味が悪いほどなじみ深かった。筒をつけていると、彼はすぐに方向感覚を失った。不慣れな環境のときはとくに顕著で、人や物がどこからともなくふいに現れたように見えて驚くことが多かった。ドア枠などの障害物にもよくぶつかっていた。

ドールザルはまた、映画の動きを追うことがまったくできなかったと報告している。もしかしたら、わたしもスクリーン全体を一度に把握できないせいで、ほとんどの映画で筋を追うのに苦労していたのかもしれない。たとえば『アルマゲドン』でミール宇宙ステーションが爆発する場面のように、動きが複雑になるとすぐに居眠りした。映画の動きが速まれば速まるほど、いびきをかくタイミングも早まり、子どもたちにひどくからかわれた。

視覚が正常な人たちのあいだでも、物の見かたは異なる。わたしは自分の視覚の使いかたを意識しだしてから、人々を〝近くを見る人〟と〝遠くを見る人〟に分けるようになった。いまはかなり安定した視覚を持っているとはいえ、わたしはまだ近くを見る人だ。すぐ目の前の空間については認識力がきわめて高く、そこを秩序正しく整えようとする。同僚のひとり、タラ・フィッツパトリックは、わたしとは正反対のやりかたで物を見る。タラは外斜視で、〝遠くを見る人〟だ。遠くを見るときのほうがくつろいだ気分になれる。おかげで、運転手に道を指示するのがとてもうまい。どの方角が北なのかつねに把握している。だが、一メートルほど離れた対象物を見きわめるのは苦手で、しょっちゅう歩道の縁石につまずいている。

夫のダンは正常な視覚の持ち主だが、やはり遠くを見る人だ。バスケットボール、テニス、レーザービームを使った戦争ごっこなど、高度な周辺認識力が要求される遊びを好んで行なう。車や飛行機を楽々とたくみに操れる。NASAに勤務しているときは、高等練習機T38で隊列を組んで曲芸飛行するのをこよなく楽しんでいた。たがいに翼と翼の距離をわずか一・二メートルに保ちながら空を飛ぶのだ。ダンはわたしに、高速道路を運転するこつは〝相対速度をゼロに保つことだ〟と言う。この工学用語を一般向けに翻訳すると、まわりの車のスピードに合わせろ、という意味になる。これは周辺視力がよくないとできない芸当だ。

ダンは家のなかがおそろしく散らかっていても平気でいられる。わたしは最初のうち、妻がきれい好きなのを知っているくせに散らかすなんて、と腹をたてていた。ずいぶん経ってからようやく、雑然とした状態が目に入らないだけなのだと気がついた。もちろん、散らかっているのは見える。ダンの視力はすばらしくいい。だが、注意を払うのははるか遠くの対象だけなのだ。

ダンは立体視もすぐれているが、次章で説明するとおり、立体視は、物体間に存在する空間の大きさを測る能力とそれぞれの物体が占めている空間量を把握する能力をもたらす。こうした能力がないと、世界はうんと狭く感じられ、奥行きのある物体でもたがいにぺったり重なっているように見える。先日、わたしは、車の事故で片目の視力を失った女性に会って体験談を聞いた。彼女はいま、家のなかと机まわりがきちんと整頓されて、ひとつひとつの物があるべき場所にないといやなのだと言う。ある精神分析医から、極度のきれい好きは強迫症の一歩手前だと言われたそうだが、その心理学者は片目だけで物を見ることがどういうものか体験してはいない。わたしは、この女性が極度のきれい好きになったのは、視力を失ったことへのひとつの順応ではないかと思う。

周辺視覚を鍛える

周辺視覚をもっとうまく使う方法を教えるために、ルッジェーロ医師はわたしに〝ウォールゲーム〟をやらせた。ウェイン・エンジニアリングのハリー・ウェインが考案した装置、ウェイン眼球運動抑制装置（図5－1）を用いるゲームだ。この装置の盤上には、光の点が何重もの同心円状に並んでいる。一度にひとつの光が点灯し、被験者がそこを押して光を消すと、べつの光がつく。一定の時間内にできるだけ多くの光を押すことが、訓練の目的だ。目と手のすばやい協調運動が効果的に身につくゲームで、患者のあいだではきわめて人気が高い。

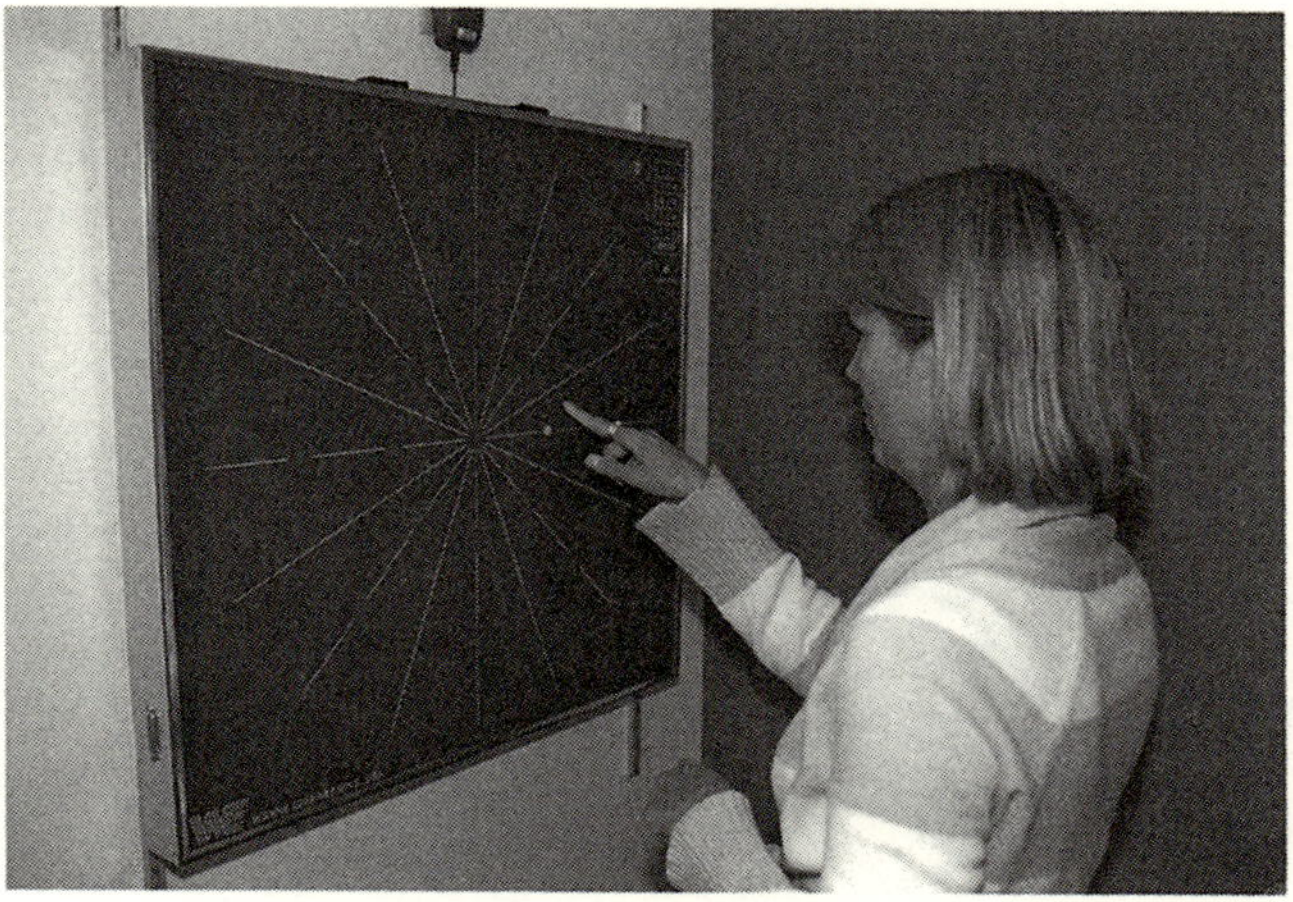

図5－1　ウェイン眼球運動抑制装置を用いて〝ウォールゲーム〟を行なうヘザー・フィッツパトリック。（©Rosalie Winard）

このゲームをやった人はたいてい、光の点灯を最もうまく見つける方法は、絶えず盤上に目を走らせることだと考える。だが、実のところ、すばやく目を走らせる衝動性眼球運動《サッケード》を行なうあいだは、知覚がさまたげられる。そうでなければ、視線を急に変えるたびに世界があちこちへ飛ぶように見えるはずだ。最もうまく点灯を見つける方法は、むしろ、ボード全体が視野に入るように〝ぼんやり眺める〟ことだ。こうすれば、光が点灯した場所をより早く見つけることができる。

数年前、わたしは検眼医ポール・ハリス医師のもとを訪れて、視能療法に関する研究について詳しく聞いた。ちょうどそのとき、元フットボール選手のがっしりした若者がなんらかの装置を届けにやってきた。患者たちがウォールゲームをしているのを見て、若者は自分もやってみたいと言った。彼が体験したあと、ハリス医師はさりげなく、診療所の視能訓練士のリズに交代させた。リズは小柄な女性で、文字どおり若者の半分くらいの体格だ。なのに、ボードの前に立つと、ジャッキー・チェンの空手チョップなみのすばやい動きを見せて、若者の二倍の得点を収めた。元フットボール・スターだった若者はあっけにとられ、再び挑戦したが、やはりリズの得点には達しなかった。いったい彼女にはどんな秘訣があったのか。じつは、〝ぼんやり眺める〟ことで中心視野と周辺視野の両方を利用していたのだ。

わたしはいまもまだ、周辺認識力を高める訓練を自宅で行なっている。使用するのは、文字をかたどった古いマグネットで、子どもたちが綴りを覚えたばかりのころ冷蔵庫に貼りつけていたものだ。この文字群を、目を閉じて、中心点を取り巻くように無作為に並べる。それから、目をあけて中心点をじっと見据えたまま、アルファベット順に文字を回収していく。これを行なうためには、ぼんやり全体を眺めて、周辺視野に意識がいくようにしなくてはならない。

また、マサチューセッツ州ウッズホールで夏を過ごすあいだ、わたしはよく自転車でサイクリングコースを走ってファルマスの町に出かけている。アスファルト舗装のサイクリングコースには、中央に黄色い線が引いてある。わたしはなるべくその線の上を走るようにしている。最初に試したとき、目の前の黄色い線をひたすら見つめて走ったが、自転車は線の上をふらふらと行ったり来たりした。ダンにこつを訊いたところ、遠くをぼんやり眺めて、景色全体を頭に取りこんではどうかと言われた。次に出かけたとき試してみると、まるで魔法か何かのように、黄色い線に沿ってなんなく自転車を走らせることができた。

やがて、この〝ぼんやり眺める〟テクニックがさまざまな場面で役立つことがわかった。わたしの父は、左腕が震えるようになってヴァイオリンの演奏をあきらめた。いまでは、父のもとをわたしが訪れたときは、ふたり並んで座って、ネイサン・ミルスタインが弾くバッハのヴァイオリンソナタに耳を傾ける。そして曲を聴きながら、楽譜を追っている。ミルスタインは信じられないほど速くなめらかにヴァイオリンを弾く。六十四分音符が次々に猛スピードで過ぎていく。以前のわたしは、各小節を個別に見るやりかたで曲を追おうとしては、どこを演奏中なのか見失っていた。だが、いまでは楽譜全体を目に入れるようにしている。おかげで、音の風景を目と耳の両方でたやすく追えるようになり、あらたに格別な楽しみを得ることができた。

視能療法を続けるうちに周辺視の認識力がぐんぐん高まって、ついに光学的流動と呼ばれる現象も体験できるようになった。この現象は、自分が前に進むときに、体の横にある物体がうしろに動くように見えるというものだ。光学的流動は、物体が自分の動きに対して九十度の角度にあるときに最も速くなり、また、物体が自分に近ければ近いほど速くなる。真正面にある物体については、光学的流動は生じない。自分がその物体に近づいていることはわかるが、それは、近づくにつれて大きく見えるようになるからだ。映画の撮影技師やビデオゲームの設計者は、いかに光学的流動を用いれば平らな画面に動きの錯覚を生みだせるのかを知っている。映画のカーチェースの場面では、運転者の視点から周辺の景色がうしろへ過ぎていくように見せているが、これは光学的流動をたくみに利用した例だ。周辺認識力が高まったおかげで、わたしはこの光学的流動を利用して、自分の車の速さを判断することも、さらにはコントロールすることさえもできるようになった。おかげで、揺れない安定した大きな世界のなかを、なめらかに移動している気がする。また、肩の力も抜けるようになった。いまでは、運転が楽しいと思える日もあるくらいだ。

両目でものを見る

目を効率的に動かすやりかたを学んだあとは、もっと大きな課題にとり組むことになった――ふたつの目から同時に情報を取りこむすべを身につけることだ。そのためには、一方の目で物を見てもう一方の目からの情報を抑制するという長年の癖を捨てなくてはならない。この二十年間、学生たちに視覚の発達と臨界期について講義してきたこともあって、わたしはルッジェーロ医師に、それは不可能だと思うと告げた。自分の脳が恒久的に単眼視用に配線されてしまったものと信じていたのだ。

だが、ルッジェーロ医師の考えはちがっていた。一方の目で物を見てもう一方の目を抑制するほうが、ふたつの目で見るよりも、じつはより多くの脳活動が必要になるのだと彼女は指摘した。片目の情報を抑制すれば、得られる像はひとつだけになるが、この方法はエネルギーと労力がかなり必要な効率のよくない処理法なのだ。

ルッジェロー医師が抑制についてそう説明したとき、わたしは神経生物学の授業で自分たち人間がどうやって指を動かしているのか講義したことを思い出した。授業のなかで、わたしは学生たちに、手をこぶしに丸めたあと、親指は下に、親指以外の四本の指は上に向けて広げるよう求めた。次に、またこぶしに丸めて、ほかの指を動かすことなく人差し指だけ伸ばすよう指示した。

どちらの動作がより多くの神経活動を要すると思うか、とわたしは訊ねた。指をすべて開いて伸ばすほうか、一本だけ伸ばすほうか。当然ながら、こぶしを開くときに動かす指が多くなればなるほど、行なわれる作業は増えるが、神経細胞（ニューロン）の情報量をより必要とするのは、一本だけ指を伸ばすときだ。握ったこぶしから指を一本だけ伸ばすために、神経系はまず、手の指をすべて開く回路を活性化させる。そのうえで、人差し指以外の指の動きをつかさどる回路のニューロンを抑制しなくてはならない。抑制されないのは、人差し指の動きをつかさどるニューロンだけだ。

指を一本伸ばすほうが手全体を広げるよりも多くのニューロンを必要とするのと同じで、片目の情報を抑制するほうがふたつの目で物を見るよりも多くの神経活動を要する。第八章で説明するとおり、斜視の子どもであっても、生まれた当初は両眼視の機能を持っている。これを抑制しようとすると、ニューロンの情報がよぶんに必要になってくる。当然ながら、抑制の度合いは、見るときの状況によって変化する。日中に自然のなかで物を見るとき、つまり斜視の人がひとつだけの世界像をいちばん必要とする状況において、抑制は最も強まる。

ルッジェーロ医師は赤と青のパネルをひと組、わたしに手渡した。訓練部屋に足を踏みいれた初日に窓に貼ってあることに気づいた、あの半透明のパネルと同じものだ。大きさは、両方とも縦二十二センチ、横十四センチほど。このパネルを、赤いほうを左にして、たがいにぴったりくっつけて窓に貼るよう指示された。そしてふだんのめがねの上に、赤と青のレンズがペアになっためがねをかけて、二枚のパネルを見る。この場合、赤いパネルの色は、赤いレンズで覆われた目でしか見えない。もう一方の目には、赤いパネルは黒く見える。同様に、青いパネルの色が見えるのは、青いレンズで覆われた目だけだ。したがって、赤と青のパネルを二枚とも同時に見るためには、ふたつの目が何を見ているのか意識しなくてはならない。

この赤と青のパネルを手渡された日に、夫のダンが、ルッジェーロ医師の診療所に迎えに来てくれた。ダンが家まで運転するあいだ、わたしは赤青めがねをかけてパネルを目のすぐ前に掲げてみた。すると、両方のパネルの色が見えた。「ねえ」と、わたしは勢いこんでダンに話しかけた。「いま、ふたつの目で同時に見ている気がするわ」

ところが、ことはそう簡単ではなかった。家に着くと、わたしは指示されたとおりに窓にパネルを貼った。そして適当に距離をとって見たところ、一枚のパネルのすべて、または一部分が黒く見えた。しばらく考えたあとで、何が起きているのか気がついた。遠ざかるにつれて、視野に占めるパネルの割合がしだいに小さくなるので、両方のパネルの色を同時に見るにはそれぞれの目の焦点をより正確に合わせなくてはならない。それができなくなると、片目の像が抑制されて、パネルの一枚が黒く変わるのだ。わたしは目の焦点を合わせる訓練をして、どんな距離からでも、たとえ前後に歩きながらでも、両方のパネルの全体の色が見えるようにしなくてはならない。

二、三週間ほど毎日訓練して、三メートル程度の距離までなら完璧に見えるようになった。そこで、赤と青のパネルはもう用済みだと考えた。ところが、診療所の療法士、ローリーは、では課題の難易度をもっとあげましょうと告げた。〝負荷の追加〟だ。彼女は、度が異なる柄つきプリズムレンズをひと組差し出して、その一本を片方の目の前に掲げるよう指示した（図5－2）。

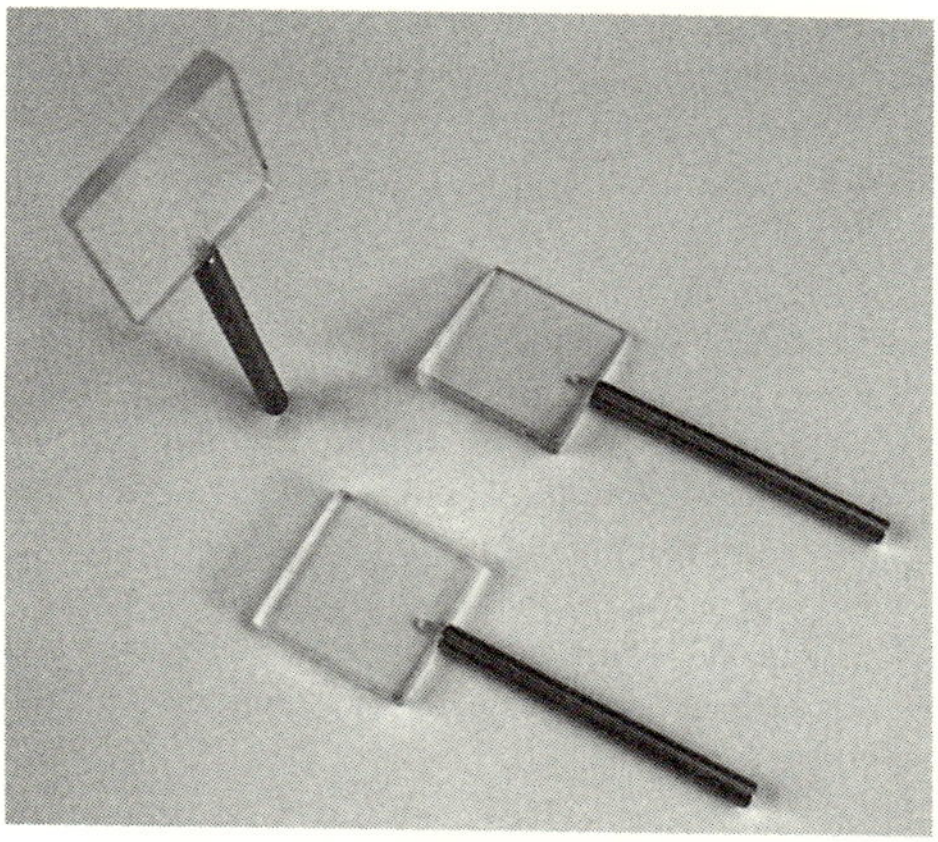

図5-2　柄つきプリズムレンズ。(ジェイムズ・ゲールト撮影)

これらのプリズムレンズは光を屈折させるタイプで、事実上、片目の視野を水平方向に移動させる。したがって、プリズム越しに二枚のパネル全体の色を見ようとすると、眼位をわずかに調整して再びそろえなくてはならない。さまざまな距離からプリズムを掲げたりはずしたりして、パネルの色が二枚とも見えるよう訓練する必要がある。というわけで、もう数週間、この赤と青のパネルとつきあうことになった。このように負荷を追加したおかげで、わたしはたいして意識せずとも、よりなめらかに自然に調整が行なえるようになった――まるで、生後六カ月のときからこの能力を身につけていたみたいに。

もし、ふたつの目から情報を取りいれるようになったら、物が二重に見えるのではないでしょうか、とわたしはルッジェーロ医師に訊ねた。そもそも、だからこそ情報を抑制したのではないか、と。こうした懸念もあって、視能療法を受けるさいには、両眼視の訓練の経験豊かな検眼医を選ぶことがきわめて重要になる。物が二重に見えるのを防ぐために、ルッジェーロ医師は、ふたつの目の焦点を同時に空間の同じ場所にぴったり合わせるやりかたをいくつか教えてくれた。そしてこの能力を身につけたとき、驚くようなことが起きた。わたしはふたつの目の像を融合させるすべを学び、これまで不可能だと思っていたことをなし遂げた。対象物が立体的な奥行きをもって見えはじめたのだ。

第六章

あいだの空間

ここでもう一度くり返しておこう、患者が身をもって立体視を体験しないかぎり、だれがどんなことばを尽くそうと、立体視が実際にどういう体験なのかうまく説明することはできない……ひとたびこの新しい感覚を体験すれば、患者は、まちがいなく確実に定着するまでこの能力をくり返し使いたくてたまらなくなる。

――フレデリック・W・ブロック

両目で同時に見る

ほとんどの人は、なんの苦労もなく立体的に物が見える。何かの物体を見るとき、脳は無意識に右目と左目の像を比較する。もし、左右の中心窩に映る像の位置が少しちがっていたら、脳はこのちがいを最小限にするために内転するか外転するよう目に命令をくだす。わたしが立体視を得るまで、固視した物体は片方の網膜の中心窩に像を結ぶものの、もう一方の網膜では中心窩の外にある非対応点に像を結んでいた。これらふたつの像の差異が大きすぎるせいで、眼位を調節するための内転または外転を無意識に行なうことができなかった。したがって、わたしはきわめて意識的に、ふたつの目の焦点を合わせる方法を学ばなくてはならない。そうするためには、目が空間のどこに向けられているのかを自分に知らせて焦点の移動をうながすようなフィードバックが必要になる。ルッジェーロ医師はこの問題の打開策を持っていた。検眼医のフレデリック・

W・ブロックが考案した簡単な装置だ。

ブロック医師は一八九九年にスイスで生まれ、一九二一年にコロンビア大学の検眼学科に入学するために渡米した。創意と遊び心に富んだ人で、夏のある日、アウトドア用のグリルがないことに気づいたときは、ごみ容器のふたであっさりとこしらえた。娘がサマーキャンプに出かけたときは、小さな絵や視覚的なジョークをちりばめた手紙を送った。視覚に問題を抱えた人々を救うことに一生の情熱を注ぎ、二十世紀なかばに、大勢の斜視患者を助けて立体的に物を見られるようにした。患者が何を見ることができないのか検査するだけでは満足せず、患者が何をどんなふうに見ているのか調べるために、思慮に富んだ実験を数多く行なった。こうした研究結果と持ちまえの創意工夫によって、視覚を補助する器具を日用品から独自にこしらえた。そして、わずか一本のひもからでも多くを学べることをわたしたちに示してくれた。

わたしはこの〝ブロックひも〟の使いかたを学んだおかげで、必要なフィードバックが得られ、ふたつの目がどこに向けられているのかを把握して同じ空間に同時に焦点を合わせられるようになった。ある日の視能訓練のこと、ローリーが、鮮やかな色のビーズを三個とおした長さ一・五メートルのありふれたひもを取りだした。彼女はひもの一方の端をドアノブにくくりつけて、もう一方の端をわたしに手渡し、ひもがぴんと張るまでうしろ向きに歩いたあと、鼻筋にひもの端をあてるよう求めた（図6－1）。そしてビーズをひとつ、ひもに沿ってすべらせると、わたしの顔からわずか数センチのところに持ってきて、そのビーズを見つめたときにひもが何本見えるか教えてほしいと言った。

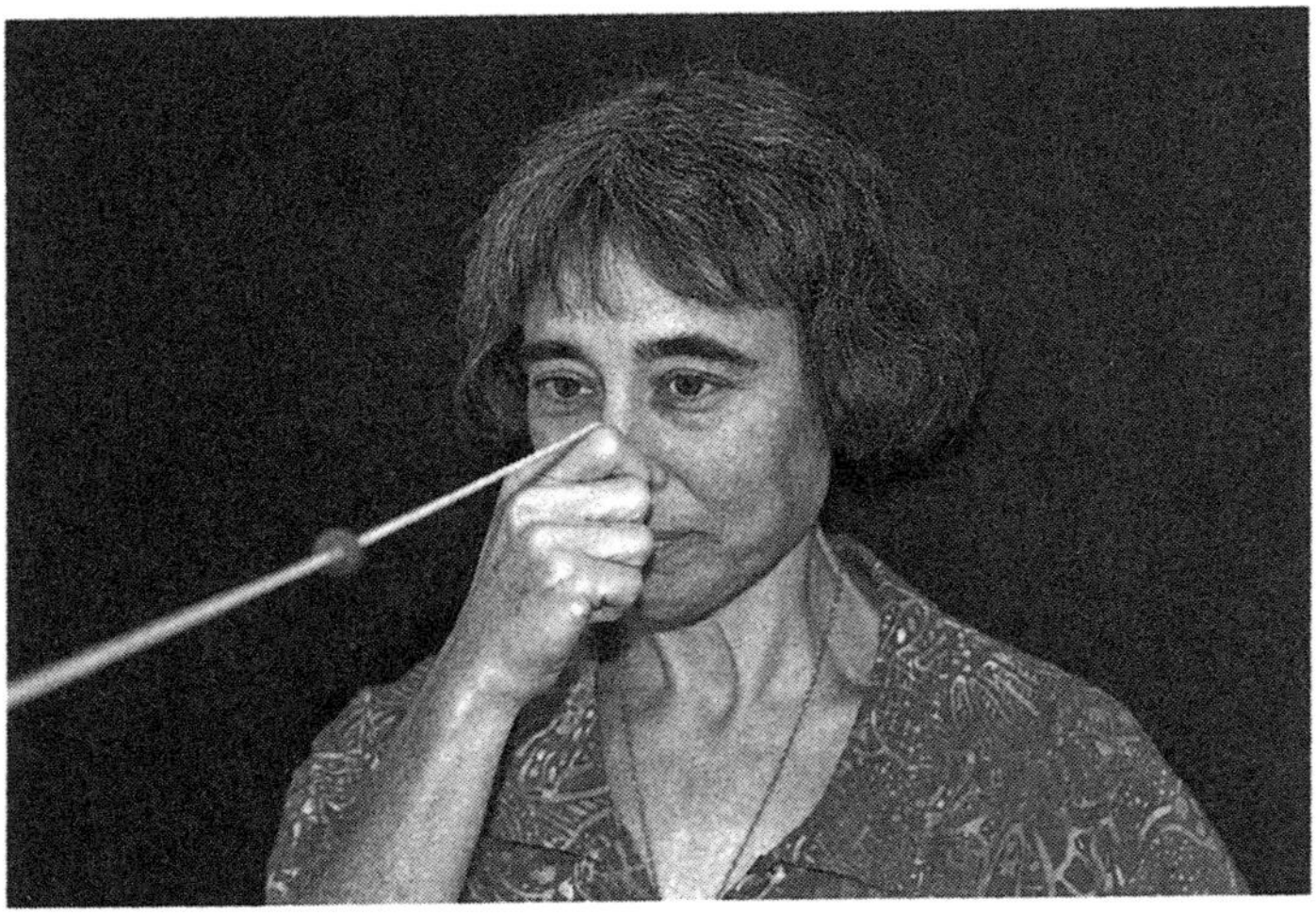

図6－1　ブロックひもを使っているところ。（©Rosalie Winard）

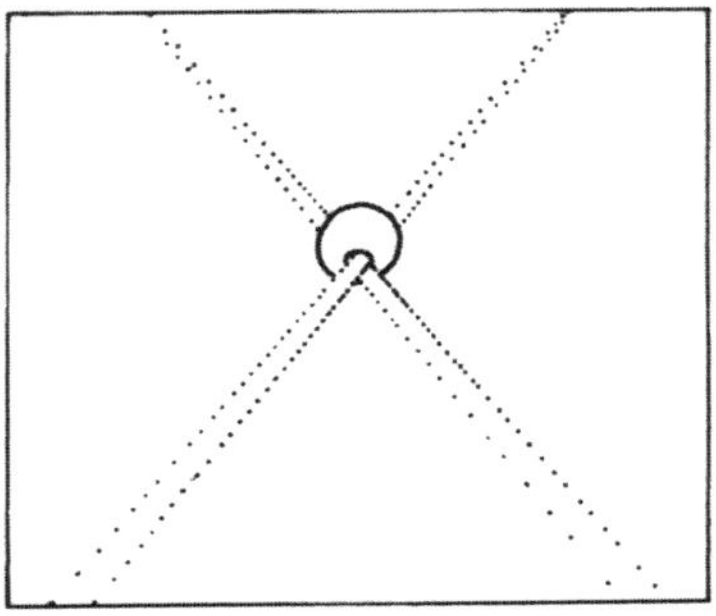

図6－2　（©Julia Wagner）

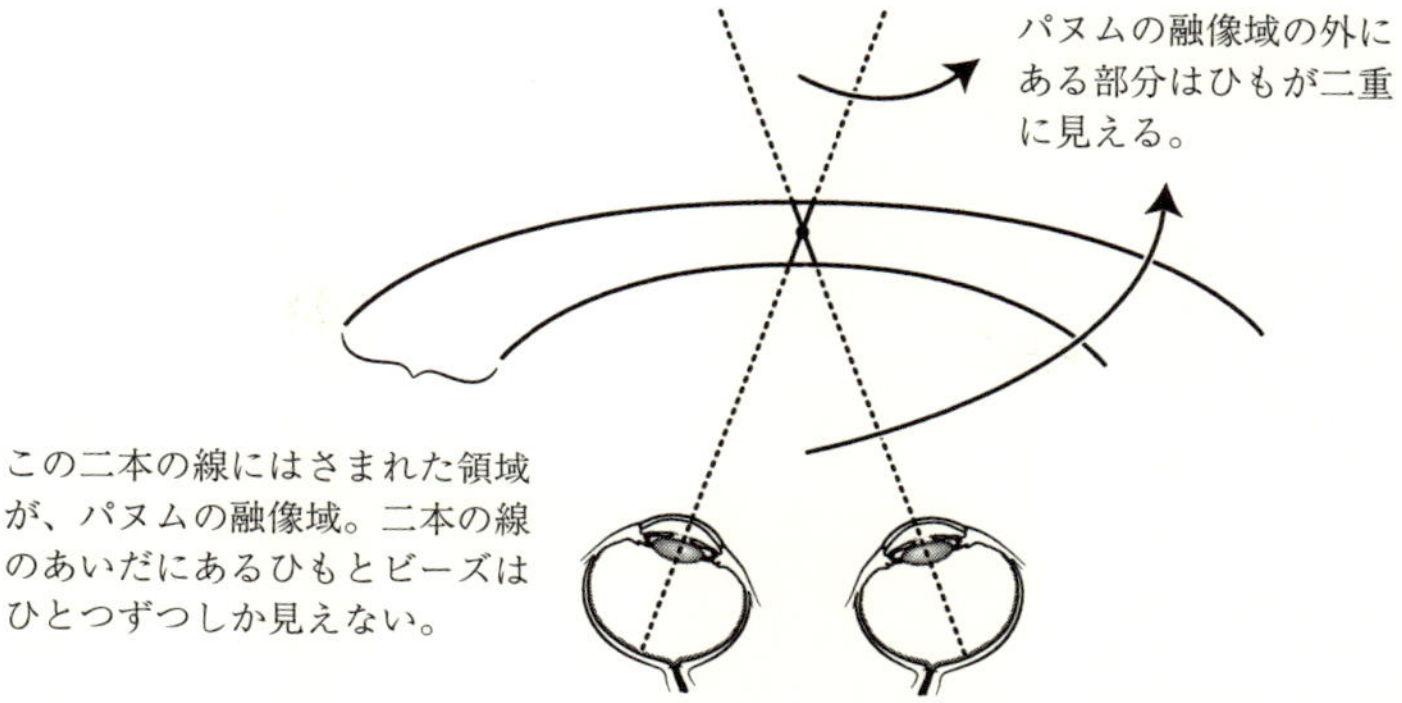
パヌムの融像域の外にある部分はひもが二重に見える。
この二本の線にはさまれた領域が、パヌムの融像域。二本の線のあいだにあるひもとビーズはひとつずつしか見えない。

図6－3　パヌムの融像域。点線は、それぞれの目の視線を示している。（©Margaret C. Nelson）

なんてばかげた質問をするのだろう、とわたしは思った。ビーズのあるあたりを見おろすとひもが一本見えたので、そう告げた。ローリーはうなずき、今度はひもを上下に少しずつ動かしながら、もう一度ビーズを見つめて何が見えるか教えてほしいと告げた。驚いたことに、ほんの一瞬ではあったが、図6－2のように、ビーズの手前から伸びてくる二本のひもと、ビーズの反対側から遠ざかっていく二本のひもが見えた。

なぜ、ほんとうは一本しか存在しないのに、四本のひもが、ビーズの手前に二本、ビーズの向こうに二本見えるのか。わたしが理解しやすいように、ローリーは図6－3のような絵を描いてくれた。

この絵では、ふたつの中心窩が空間の同じ場所、つまり固視点に向けられている。ブロックひもを使ったとき、固視点はひもにとおされたビーズの位置になり、ビーズの像が左右ふたつの網膜対応点に結ばれて、脳が左右ふたつの像をひとつに融合させる。固視点を前後にはさむようにして狭い領域があり、ここに存在する物体は対応点の近くに像を結ぶ。これは「パヌムの融像域」と呼ばれる領域で、この領域内に結ばれたひもの像もひとつに融合させることができる。それ以外の部分のひもの像はパヌムの融像域の外に結ばれ、結果として二重に見える。だからこそ、わたしには四本のひもの像が、ビーズの手前に二本、向こうに二本というふうに見えたのだ。

これはすばらしいフィードバックだった。おかげで、自分が片目の情報を抑制しているかどうか知ることができる。というのも、抑制していると、ビーズの前後にひもが一本しか見えないからだ。逆に、ひもの像が中心から左右対称に出ていくように見えれば、ふたつの目が同時にビーズに向けられているのだとわかる。このようにブロックひもを用いれば、左右の目が空間のどこを見ているのかを知ることができるのだ。

当初、わたしが四本の像を〝見る〟ことができたのは、ビーズを鼻のごく近くまでもってきたときだけだった。それよりも遠いビーズを見つめたら、ビーズの向こうのひもの像が一本消えてしまう。二本めのひもの像を意識に取りこもうとするのは、奇妙な体験だった。ときどき、二本めのひもがちゃんとそこに存在して、手を伸ばせば触れるような〝感じ〟がした。そんなときに目を少しばかり動かすと、二本めのひもの像が現れることがあった。なんとすばらしいことだろう、自分が見る物を意識的にコントロールできるだなんて。

べつのときには、四本の像がすべて見えたが、ビーズのある場所ではなく、その手前のあたりでひとつに合流していた。おかげで、自分の目がビーズの手前を見ているのだとわかった。わたしはビーズを指で触って、腕の動きからビーズがどのくらいの距離にあるのか判断し、その結果をふまえて目の向きを変えた。

ふたつの目の焦点をある程度の範囲まで正確にビーズに合わせられるようになると、ビーズをふたつ用いる課題を与えられた。ビーズのひとつを顔のすぐ近くにもってきて、ほかのふたつを三十センチほど向こうへもっていく。そして、ふたつの目でまずは近くのビーズを見て、それから遠くのビーズを見て、また近くのビーズを見て、というふうに続けるのだ。近くのビーズを見るときは目を輻輳《ふくそう》させて（内によせて）、遠くのビーズを見るときは目を開散《かいさん》させる（外に開く）よう、ローリーは求めた。がんばって意識的にとり組んでみると、目を内によせて近くのビーズに焦点を合わせることもできたし、目を外に開いて遠くのビーズに焦点を合わせることもできた。見つめているビーズから四本のひもの像が伸びているのが見えれば、正しく焦点を合わせているのだとわかる。だが、それより何より、ふたつの目がひとつのチームとして動いているのが感じられた。自分の目が輻輳したり開散したりするのが感じられたのだ！

だれでも直感的なひらめきを得るときがある。ごく単純だがとらえどころのない何かに、頭をがつんとやられる瞬間が。ブロックひもはそんなひらめきをもたらしてくれた。わたしにも、正常な両眼視覚を得るためにふたつの目を協調させることができる。ただ単に、自分の目がどこを見ているのか把握するためのフィードバックがありさえすればいい。当初は、この新しく得た能力は近くの作業にしか使えないものと思っていた――だが、それはまちがいだった。

ただ体を動かすだけでも、わたしたちの知覚は高まる。ブロック医師はこの考えを強調したうえで、斜視の患者のために、ふたつの目を同時に能動的に動かしさえすれば達成しうる課題、楽にできる範疇からはずれてはいるが努力すれば達成しうる課題を考えだすことが重要だと説いた。さらに重要な点として、ブロック医師は、安定した鮮明な両眼視力および立体視力は、斜視の患者が能動的に眼位を定めたとき、すなわち、彼の言う〝融像努力〟をしたときにだけ得られることに気づいていた。わたしがこの融像努力をはじめて行なったのは、ブロックひものビーズにふたつの目の焦点を同時に合わせたときだ。そのとき生じた現象はわたしを驚かせたが、もしブロック医師が居あわせていたら、わけ知り顔でうなずいて微笑んだことだろう。

まったく新しい視覚体験

その日、長い時間ブロックひもで訓練してルッジェーロ医師の診療所から出たとき、もう太陽が沈みかけていた。わたしは車に乗って運転席に腰をおろし、鍵をイグニションに差しこんで、ハンドルを見やった。いつものダッシュボードの前にあるいつものハンドルだが、その日はまるきり新しい特質を帯びていた。ハンドルが固有の空間を占めて宙に浮かび、ハンドルとダッシュボードのあいだには、何もない空間がはっきりと存在していたのだ。好奇心と興奮を覚えながら、わたしは片目を閉じてみた。するとハンドルは〝ふつう〟の状態に見えた。つまり、ダッシュボードのすぐ前にのっぺりと横たわっていた。また目をあけてみると、ハンドルが目の前に浮いていた。

ひょっとして自分は立体的にハンドルを見ているのだろうか。そう思ったが、ありえないはずだと考えなおした。きょうは四十八歳の誕生日の翌日だ。立体視力の発達期限である臨界期を四十年あまりも過ぎている。いまは太陽が空の低い位置にあって、きらきらした光がおかしな角度で車に差しこんでいるから、沈みゆく太陽の光がこの風変わりな幻想を生みだしたにちがいない。

翌朝、自宅でブロックひもを使って十分ほど訓練してから、いつもどおり仕事に出かけるために車に乗った。バックミラーを調整しようと見あげると、ミラーがこちらへ飛びだしてきて、フロントガラスの前に浮かんだ。驚きのあまり、体がすくんだ。その日は一日じゅう、立体的な視覚が――断続的に、ほんの一瞬、思いもよらないときに――現れ、このうえない驚きと喜びの瞬間をもたらした。なんの変哲もない物体がひどく美しく見えた。洗面台の大きな蛇口がにゅっと突きだしてきて、わたしは、この蛇口が描く弧ほど美しい弧は見たことがないと思った。昼食のサラダに入っているぶどうは、いままで見たどのぶどうよりも丸々として質感があった。木の枝と枝のあいだの空間がどのくらいあるのか、ただ推測するのではなく自分の目で見ることができた。わたしはぽっかりあいたその魅惑的な空間を嬉々として見つめ、うっとりとたたずんだ。

すぐに判明したことだが、この新しい物の見えかたは混乱のもとでもあった。ある日、自分の研究室に向かっていたときのこと。わたしが所属する生物学部の校舎の一階には、巨大な馬の骨格が、小動物の骨格や鳥の標本ケースと並んで展示されている。この十年間は毎朝のように、こうした不気味な展示物の横を通りすぎてきたが、気に留めることも思いを馳せることもほとんどなかった。だが、物が立体的に見えはじめてから八日後、研究室に向かっているとき、うっかり馬の頭をまっすぐ見てしまった。馬の頭蓋骨が、大きな歯とうつろなふたつの眼窩とともに胴体からぐんと突きだし、こちらへ向かってくるように見えた。とっさにうしろに飛びのき、悲鳴をあげた。幸いにも、だれもそばにおらず、わたしのパニックは目撃されずにすんだ。

物体が自分のほうへまっすぐ突きだしてくるのは、きわめて新鮮な感覚だった。これまでずっと、物体の位置は、どちらの目から情報を得ているのかに応じて左右いずれかにやや寄って見えた。ところが立体視力が発達しかけているいま、馬の頭はまっすぐわたしのほうに、いわば仮想の〝巨大なひとつ目《キュクロープス》〟に向かってくるように見えた。同じ現象が、車のバンパー、開いた扉、照明器具、木の枝、大きな建物の外壁の角についても起こった。

視覚が変化しはじめてほどなく、わたしは日課のジョギングに出かけた。そして、近所の茂みの葉っぱに注意を引かれた。葉っぱの一枚一枚が固有の空間を占め、自分のものにしている。二枚の葉っぱが同じ空間を占めることはない。というか、ふたつの物体が同時に同じ空間に存在することはありえないのだ。

なんと深遠な、それでいて、なんと明白な事実だろう！　これまでも、ふたつの物体は同時に同じ空間に存在できないことを知ってはいたが、それはたとえば、一本ぶんの釘穴にふたつの釘が入らないからわかったことだ。ところが、いまや〝目で見て〟そうだとわかる。目で見るだけで事実とおぼしきことがわかるとは、なんてありがたいのだろう。

ちょうどこのころ、わたしは『妻を帽子とまちがえた男』を読みかえした。「マデレンの手」という題の章で、著者のオリバー・サックスは、行為が知覚において果たす役割をみごとに説明している。これはマデレン・Jという女性の実話で、彼女は六十歳のときにニューヨーク市の聖ベネディクト病院に入院した。生まれつき目が見えず、脳性まひもあったことから、動作がひどく不自由で生後もずっと他人に服を着せられ、食事を与えられ、世話をされてきて、一度も手を使ったことがなかった。手は〝神に見放された役立たずの練り粉のかたまり〟だと彼女はサックス博士に話した。ところが、基本的な手の感覚、たとえば接触や温度への反応を検査したところ、結果は正常だった。そこでサックス博士は、担当看護師に、近くのテーブルに食事を置いてすぐにはマデレンに与えないようにしてほしいと告げた。ある日、マデレンはお腹がすいてがまんができず、手で食べ物を探ってベーグルが見つかると、それを口に持っていった。「このとき」とサックスは記している。「彼女は六十年間生きてきてはじめて手を使ったのであり、これが手による最初の行為だった」。おかげで大いなる覚醒がもたらされ、マデレンは自分の手で世界を探求しはじめた。そして単に何かを認識するだけでなく、自分の感情を表現する目的にも手が使えることを発見した。ほどなく、彼女は粘土を求めてそれで彫像を造りはじめ、一年も経つと、〝聖ベネディクトの盲目の彫像家〟として地元で有名になった。

わたしはこの逸話、すなわち、人生の終わり近くになって世界を感じて探究するあらたな方法を見いだした人の体験談に、深く心を動かされた。そして、マデレンにとほうもない親近感を覚えた。マデレンもわたしも、赤ん坊のころに正常な感覚機能が発達せず、おとなになってから他人に導かれ、叱咤すらされて、手あるいは目の使いかたを見いだした。そしてひとたび見いだしたあとは、新境地に達した。わたしにとってブロックひもは、マデレンにとってのベーグルに相当する。ベーグルを手でつかむことで、マデレンは触覚をつうじて世界を認識するすべを学び、わたしは左右の目の協調を身につけることで、あらたに視覚で世界を探究するすべを学んだ。マデレンの体験談のなかで、サックスはこう問いかけている。「ふつうは生後数カ月で得られる基本的な知覚能力が、当時は得られなかったのに六十歳という年齢ではじめて身につくとは、だれが想像しただろうか」。

わたしは新しい視覚に夢中になり、だれかれかまわず話してまわりたくなったが、気まずい瞬間を何度か経験したのちに、話すのをあきらめた。ある日のこと、親しい友人と昼食をともにしたとき、いつものように彼女が政治問題について語りはじめた。わたしはその一方的な熱弁を、自分の意識の流れによってさえぎった。

「ほら、あそこの椅子が見える？」

彼女は話の途中でことばを切り、ややむっとしつつも、先を続けさせてくれた。

「あの椅子を見て」と、わたしはレストランの窓のすぐ外を指さした。「あの椅子の座席は、いままで思っていたより幅が広いわ——そして奥行きもある。あの椅子にはほんとうは、お尻を載せる空間がじゅうぶんあったのね」友人は困惑と好奇と懸念の混じった表情でわたしを見つめ、それから政治談話にもどった。きっと、そのほうが安全な話題だと考えたのだろう。

一週間後、週末の静かな午後、わたしはマウント・ホリオーク大学のキャンパスを歩いていた。前夜は吹雪で、きらめくまっさらな雪の層にキャンパスが覆われていた。ある場所では、木から落ちた大枝が絡みあうようにして、雪に覆われた芝生一面に高々と積み重なっていた。ここで、その日はじめての立体的な視覚が得られた。わたしはあたりを見回した。だれもいない。あお向けに寝転がって、絡みあった枝の山の下に体をすべりこませた。見あげると美しい三次元の網目模様が見え、わたしは数分間じっくりとその光景を味わった。やがて枝の束の下からもぞもぞと這いだし、立ちあがって雪を払い落としていると、同僚のひとりが少し離れた場所に立ってこちらを見つめていることに気がついた。彼は顔に作り笑いを浮かべていた。

「スー、きみはいったい何をやってるんだ？」

視覚が変化したいきさつを簡単に説明できるとは思えなかったので、やむをえず、枝の山が地面から生えているようすを眺めていただけだと答えた。

彼は子どもをさとすような口調で、枝は地面から生えているのではなく、雪嵐に吹かれて落ちただけだと指摘した。「きみは生物学者だろう」と彼はつけ加えた。「そのくらい知っているはずじゃないか」

私の脳に何が起こったか

こうしたできごとのせいで、わたしは自分の頭がおかしくなりかけているのではないかと疑った。ひょっとして、ただ単に妄想を抱いているだけではないか。ほかの人と同じように世界を眺めたいあまり、あらたな物の見かたをこしらえてしまったのではないか。ルッジェーロ医師の診療所での臨床検査によって、自分がたしかに立体視力を得つつあることが示唆されたものの、いままで臨界期についてあれこれ文献を読んできたせいで、まだ確信が持てずにいたのだ。わたしは片目を閉じたり開いたりしてしょっちゅう新しい視覚を確かめた。職場ではすっかり注意散漫になった。講義中も、自分が話す内容より、並んだ学生たちのあいだの、何もないがいまではっきり知覚できる空間のほうに、はるかに多くの関心を引かれていた。ところが、ある日、神経生物学の授業を行なっているとき、講義の内容と自分の最大の関心事とが結びついた。

立体的に物を見るすべを身につけたとき、わたしは、きっと脳の視覚野の配線が変わったにちがいないと考えた。視覚野は、立体感をもたらすニューロンが見つかる領域だ。そして脳回路が変化する要因のひとつに、シナプス（ニューロン間の接合部）があらたに成長し、古いシナプスが取りのぞかれることがある。とはいえ、きわめて迅速な学習は、すでに存在する接合の強さの変化によってもたらされるのかもしれない。わたしにとってはじめての立体（３Ｄ）視覚、すなわちハンドルがダッシュボードから飛びだして見えた現象は、ブロックひもの療法を長時間行なったあとすぐに生じた。この劇的な効果はあまりに早くもたらされたため、あらたなシナプスが成長した結果ではないものと思われる。むしろ、視覚野ニューロンと左右の目との接合の強さが相対的に変化したことから生じたのではないだろうか。そしてこの変化は、視能療法の訓練を受けたことでもたらされた。

学習においては、いや生活全般について言えることだが、タイミングとバランスがきわめて重要になる。個々のニューロンの接合が強まるか弱まるかは、いつ、何に対してニューロンが活性化するかにかかっている。こうした見解について授業で説明しているとき、ひょっとして、いま自分が体験している視覚の変化はこれによって説明がつくかもしれない、と気がついた。わたしは黒板に、三つのニューロンからなる回路の図を描いた。わたしの脳の視覚野に存在しているかもしれない回路だ。ニューロンのひとつは右目の視覚伝導路にあり、ふたつめのニューロンは左目の伝導路にある。このふたつのニューロンはどちらも、三つめのニューロン、すなわち、わたしがシナプス後ニューロンと呼ぶものに接合している。右目のニューロンはこのシナプス後ニューロンとの接合が強く、右目のニューロンが神経衝撃（インパルス）を発するたびに、シナプス後ニューロンが刺激されてインパルスを発する。いっぽう、左目の伝導路にあるニューロンは、シナプス後ニューロンとの接合が弱い。左目のニューロンが発火すると、シナプス後ニューロンにも小さな刺激反応が生じるが、インパルスを発するほど強い反応ではない。もし、このシナプス後ニューロンを記録している科学者がいたら、右目の情報からしか刺激を受けて発火していないことに気づき、これを単眼性のニューロンに分類しただろう。

とはいえ、左目のニューロンとシナプス後ニューロンとの弱い接合を強化する方法がないわけではない。左目のニューロンが右目のニューロンと同時に発火していれば、右目と同時に左目もシナプス後ニューロンを刺激しているはずだ。この場合、左右のニューロンとシナプス後ニューロンの三つすべてが同時に発火する。長期増強と呼ばれる過程、すなわち、神経細胞を同時刺激することによって神経細胞間の信号伝達がしだいに向上する現象を経れば、これまで働きがにぶかった左目の伝導路のニューロンとシナプス後ニューロンの接合が強化され、ひょっとして、左目のニューロンの刺激だけでシナプス後ニューロンを発火させられるようになるかもしれない。そうなれば、シナプス後ニューロンはもはや単眼性ではなく、両眼性とみなされる（図6－4）。これが生じるかどうかは、ひとえにタイミングにかかっている。

前述のように考えれば、わたしの視覚の変化にも合理的な説明がつく。乳児のころ、わたしの

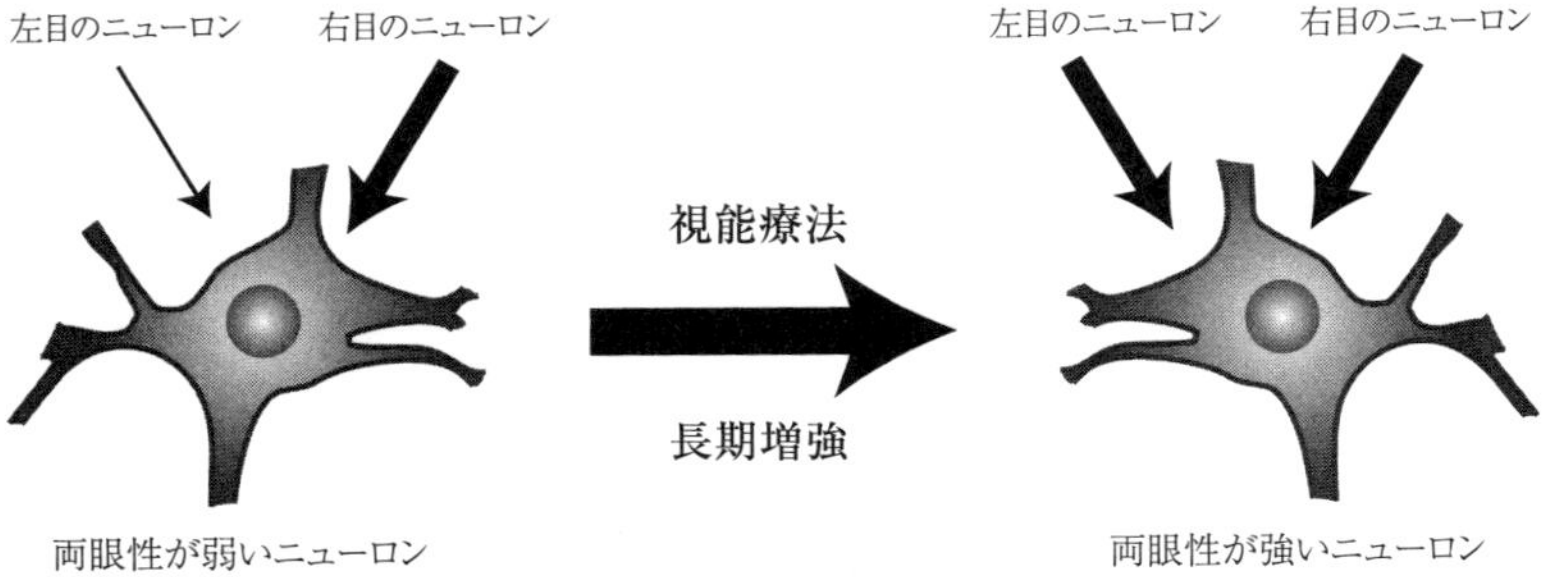

図6－4　このシナプス後ニューロンは両眼性である。矢印の太さは接合の強さを示している。（©Margaret C. Nelson）

視覚野のニューロンはおそらく、左右両方の目の伝導路からのシナプスを受容していたはずだ。ところが、眼位がずれていたせいで、右と左の目からの情報には相関関係がなかった。視覚野のニューロンは、ふたつの視覚伝導路から異なる情報を受けとっていたか、内容はほぼ同じであるが異なるタイミングで受けとっていたと思われる。こうした非同時性のせいで、おそらくどちらか一方の目の情報が支配的になり、もう一方の目からの情報が弱まっていった。最終的に視覚野のニューロンに伝わる情報はごく微少になったかもしれないが、それでも完全に失われてはいなかった。

というわけで、視能療法を始めたとき、視覚野ニューロンの多くは片目だけから強い情報を受けとり、もう一方の目からは貧弱で役にたたない情報しか受けとっていなかった。子ども時代の手術のおかげで眼位はほぼそろったものの、立体視のために両眼を協調させるやりかたは相変わらず知らずにいた。そのせいで、ふたつの目からほぼ同じ内容の情報が同時に視覚野のニューロンに作用することはごくまれだった。

わたしはブロックひもを使って、生後六カ月の乳児の大半がすでに身につけている能力を学習した。ふたつの目の焦点を同時に同じ空間に合わせるやりかたを学んだのだ。おかげで両眼性のニューロンは、ひどく両眼性が弱いながらも、ふたつの目から相関関係のある情報を受けとれるようになった。こうした状況が、視覚野ニューロンのシナプスの強さを変化させたのかもしれない。わたしの視覚野のニューロンはずっと片目だけからの情報で発火していたが、いまでは左右の目の情報を融合させたものにも反応して発火するため、左右どちらの目の伝導路も強化されている。もし、両眼視差を検知するよう配線されたなら、このニューロンは、立体視の手がかりをわたしにもたらせるはずだ。

いまのような説明のほかにもまだ、わたしの視覚の変化をうながしたかもしれないメカニズムは考えられる。たとえば、片方の目が、もう一方の目の視覚ニューロンの接合を遮断または抑制していたが、ふたつの目の焦点を空間の同じ場所に的確に合わせられるようになったことから、この抑制効果が弱まったというものだ。こんなふうに神経生物学の授業中、視覚の変化をもたらした可能性があるメカニズムについて声に出して考えるうちに、わたしはたしかに立体視力を発達させているのだと自信を強めた。

三次元のクオリア

わたしは大学ではじめて立体視について学んだとき、はたしてこれがどういうものか、自分に想像がつくだろうかと考えた。いま、その答えが得られた。想像はつくよしもなかった、と。立体視は独特の主観的な感覚、すなわちクオリアをもたらす。著書『脳のなかの幽霊』で、V・S・ラマチャンドランとS・ブレイクスリーは、この〝クオリア〟という専門用語を「たとえば〝痛い〟〝赤い〟〝トリュフ入りニョッキ〟といった主観的な性質を感じる生の感覚」であると定義した。わたしは遠近感や陰影といった手がかりをつうじて奥行きを間接的に推測できたが、ほかの視覚的な属性、たとえば色、位置、形、明るさといったものからは立体的な奥行き感覚を合成することができなかった。立体視があれば、何もない空間や、その空間から物体が突きだしている、または引っこんでいるさまを感じとることができるが、これは独特の感覚だ。

立体的な奥行きをもった世界をわたしが想像できなかったのと同じで、正常な立体視ができる人は、立体視がまったくできない人の世界像を体験することはできない。こう話すと、あなたは驚くかもしれない。ただ片目を閉じるだけで、立体視がもたらす手がかりを消すことができるのだから。ところが、実のところ、多くの人は片目で見た世界と両目で見た世界に大きなちがいを感じない。正常な両眼視力のある人が片目を閉じても、生まれたときから培ってきた視覚体験が、欠けた立体視の情報を再現してしまうのだ。

こうした見解にわたしが確信を抱いたのは、スター・ウォーズ・シリーズの『シスの逆襲』が映画館で公開された初日だ。夫と子どもたちは深夜の初回上映に行きたいと言い張った。わたしもスター・ウォーズは好きだが、その夜までは、家族が特殊効果に魅了される理由がわからなかった。それに、真夜中に新作映画を観るのも気が進まなかった。ところが、今回はいままでとちがうものが見えた。映画がもたらす空間感覚と量感に圧倒されたのだ。宇宙船が宇宙を飛ぶ場面の、なんとすばらしいことか！　映画に対する評価をあらたにしたのは、午前一時という時間に観たからでも、前作のスター・ウォーズ映画より撮影技術が著しく向上したからでもない。そうではなく、わたしがこの映画をまったく新しいやりかたで観たからだ。熟練した撮影技師たちが単眼の奥行きと動きの手がかりを用いて、平面的な二次元の映画スクリーンに、劇的な奥行きを感じさせる場面を作りあげていた。視覚が変化する前は、映画を観ているときにこうした空間感覚と量感を体験することができなかった。実生活で体験したことが一度もないからだ。

たとえ立体視に関して理論上の知識があっても、立体的に物を見るという驚くべき体験にまるきり心の準備ができていなかったことを、わたしは何度もくり返し思い知らされた。そこで、ほかにもこの現象について書いている人がいるかどうか知りたくなった。そして視覚科学者や臨床医による書籍や論文を数多く読んでみたが、そのなかでフレデリック・ブロックの著述だけがわたしの見解と体験を的確に再現していた。もっと言うなら、本章の冒頭で引用した次のくだりに出くわしたとき、わたしは驚いて椅子から転げ落ちそうになった。「ここでもう一度くり返しておこう、患者が身をもって立体視を体験しないかぎり、だれがどんなことばを尽くそうと、立体視が実際にどういう体験なのかうまく説明することはできない」。

科学者や医者はふつう、正常な世界像と斜視の世界像の両方を体験することができない。というのも、たとえば眼科医は、患者の目の手術を行なうためにすぐれた視力を必要とするからだ。なのにブロック医師は、昔のわたしがいかに物を見ていたのか、視覚がいかに変化したのかということを、不気味なまでに理解しているように思える。好奇心にかられたわたしは、彼の著述をいっそう掘りさげて、その理由を突きとめた。なんと、フレデリック・ブロックは斜視だった。彼が治療した最初の患者は、彼自身だったのだ。

第七章

ふたつの目が一体となって見るとき

わたしはかなわない望みを抱く。ほかの画家は橋を、家を、小舟を描いてよしとする。それで完成だ。わたしは橋や家や小舟を取り巻く空気、こうした物たちが存在する場所の空気の美しさを描きたい。だが、描くのはほぼ不可能に等しい。

――クロード・モネ

三次元と二次元のちがい

はじめて立体視を体験した二日後、洗濯物を乾燥機から取りだすときに、なんとも奇妙なことに気がついた。三メートルほど離れた壁のかけ釘に冬用のコートが何枚かかけてあるのを、わたしはたまたま見あげた。一枚のコートの袖がこちらに向かって突きだし、いままで見たことのない層状の空間を占めて、くっきりと形を浮かびあがらせていた。コートのひだやしわが、ごく鮮やかに詳細に見える。その光景から、わたしはジャン・オーギュスト・ドミニク・アングルの『アルベール・ド・ブロイ公爵夫人』という絵を思い出した（図7－1）。以前からこの肖像画が好きだったが、それでも、公爵夫人のドレスのひだやしわは大げさに描かれているものと思っていた。だれひとり、実際にあんなに立体感をもって細かくドレスの生地を見てやしないはず。

家族のコート類は王族のドレスのようにきらびやかでも表情豊かでもないが、そのしわやひだ

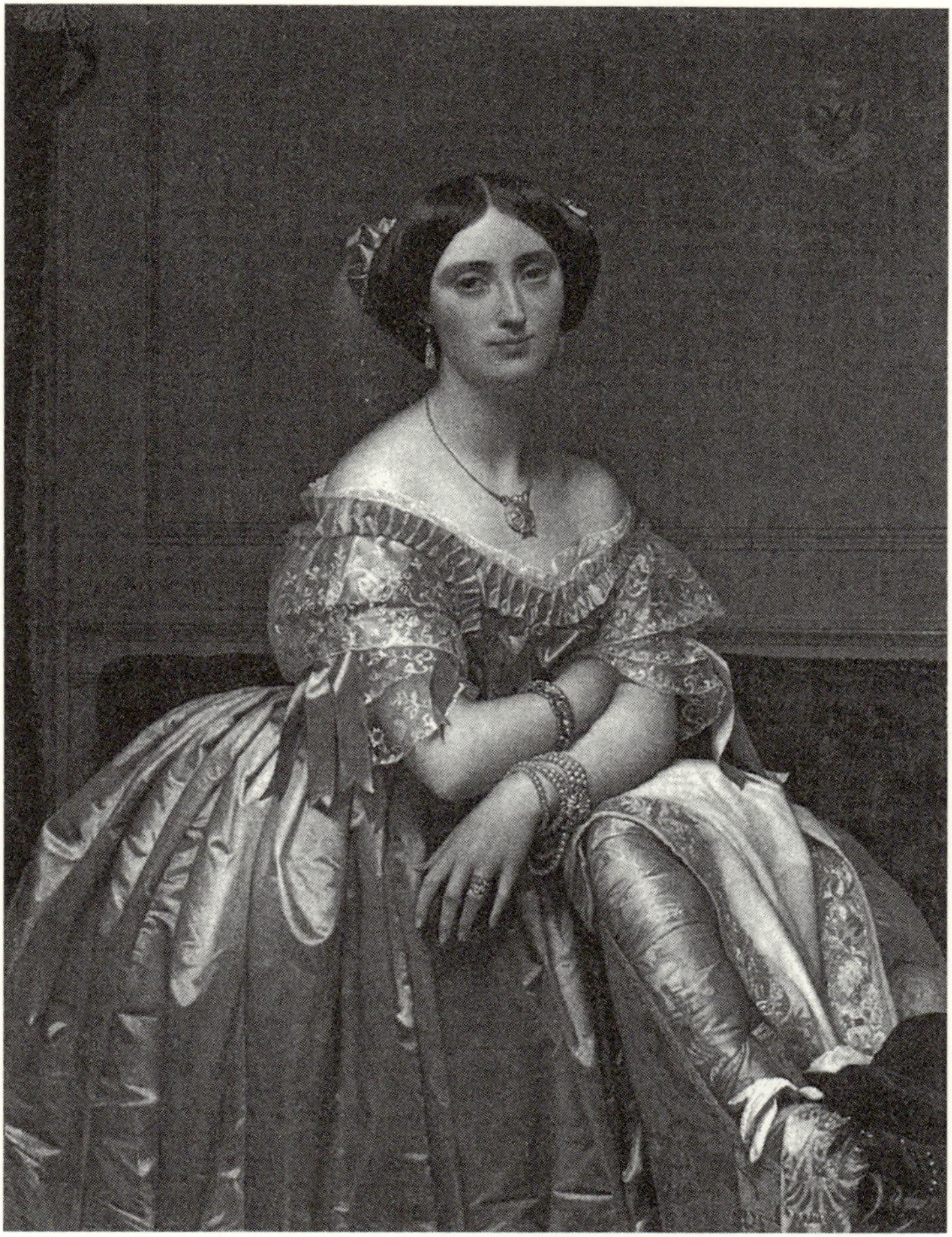

図7-1 「アルベール・ド・ブロイ公爵夫人、旧姓名ジョゼフィーヌ＝エレオノール＝マリー＝ポーリーヌ・ド・ガラール・ド・ブラサック・ド・ベアルン」ジャン・オーギュスト・ドミニク・アングル（1780～1867）。（©ニューヨーク市、メトロポリタン美術館）

が、公爵夫人とその美しいドレスの絵と同じくらい魅力的に見えた。わたしは近くに寄ってコートを整頓し、キルティング生地をところどころたたいて伸ばしたりふくらませたりしてから、あとずさってどんなふうに見えるか確かめた。そしてまた近づくと、手で生地をなぞって、三メートルの距離から見えた三次元の視覚がコートを触ったときの三次元の感覚や形状に合致するかどうか確かめた。ふと、子どもたちが赤ん坊だったころに、プレゼントそのものよりも包み紙に興味をそそられていたことを思い出した。きっと、自分はいま、あらたに身につけた立体視と、いままで用いてきた奥行きを推測するやりかたとを比較調整しているのだ。

三次元の物体は、細胞が集まった平らな網膜の上にその像を結ぶ。わたしたちはこの二次元の像から、さまざまな奥行きの手がかりを組みあわせて、三次元の世界像を構築する。たとえば、立体視を用いてふたつの網膜に映る像を比べることで、鮮やかな三次元感覚を作りあげる。また、片目だけから得られる手がかりも用いる。これは、前述のアングルら画家たちが、平らなキャンバスに写実的な三次元感覚を再現するために用いるのと同じ手がかりだ。考えてみれば、こうした手がかりを発見して活用してきたのだから、過去の画家たちはいろいろな意味で視覚科学者だと言える。

さて、あなたがはじめての美術の授業に、たぶん気が進まないながら出席して、教師からひと塊の粘土を渡されたとしよう。そして、ピンポン球を作りなさいと言われる。あなたは表面が丸くなめらかになるまで両手で粘土を練る。それから、この粘土の球を白く塗る。ここまではなんの問題もない。あなたは三次元の物体を表現する三次元の芸術作品をこしらえた。いまのところ、楽々と授業を切りぬけている。

　すると、教師から新しい課題を出される。あなたはピンポン球の絵を描かなくてはならない。だが、今度もまた、ばかばかしいほど簡単にできるはずだと考える。あなたは自信たっぷりに紙の上に丸をひとつ描く。

　ところが、描いた絵は、球というより平らな白い円盤に見える。あるいは、上から見おろした円筒のようでもあるし、場合によっては、円形の白い塚の土台部分のようにも見える。二次元の紙の上で三次元の物体を表現しようとすると、なんとでも解釈できるあいまいな絵になってしまう（図7－2）。

　円をどうやって球状に見せようか考えあぐねていると、美術教師がモデルのピンポン球を小さな電球の下に置いてみてはどうかと提案する。電球の光が上からピンポン球を照らすと、上のほうの表面は明るく見え、下のほうの表面は陰になる。わたしたちはふつう、上からの（太陽や、部屋の天井につるされた照明からの）光によって世界を見ているので、上のほうが明るくて下のほうが暗い円形の物体を球形と解釈する。そこでさっそく、上のほうの表面を明るく描いて陰影を表現したところ、平面的な円がさっきより立体的に見えることに、あなたは気づく（図7－3）。これが、アングルが公爵夫人の絵のなかで用いた技法のひとつだ。陰影法のおかげで、彼女のドレスは実在感を増してより本物らしく見え、手を伸ばせば触れるのではないかと思うほどになっている。

　電球の光が真上からではなくやや斜めからピンポン球を照らすと、球の影ができる――地面に平らに置かれた円盤であれば、影はできない。そこで、斜め上から照らされたときのような影をつけてピンポン球を描きなおしたところ、じゅうぶん球形に見える絵になった（図7－4）。

このあと、美術教師が、奥行きを示す技法をほかにもたくさん教えてくれる。実生活においてあなたが無意識に利用しているのと同じ奥行き知覚の手がかりだ。たとえば、実生活や絵のなかで塀の全景を一本の木がとぎれさせていたら、あなたはその木が塀の前に立っているものと推測する。この手がかりは、像の重なりと呼ばれる。画家はこの手がかりを使って奥行きを示唆するだけでなく、M・C・エッシャーがよくやっていたように、目の錯覚も生じさせる。エッシャーの作品に似た図7－5の絵では、画家が像の重なりの原則を用いて、わたしたちを惑わせている。どちらの輪もたがいに相手の一部をさえぎっているため、ふたつの輪の相対的な位置関係を見きわめることができない。

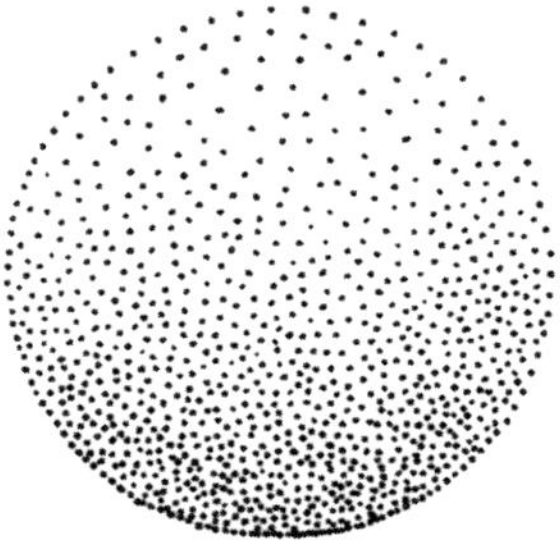

図7－3　（©Julia Wagner）

図7－2

大気によって光が拡散されるせいで、遠くの対象物は前景よりもかすみがかって見える。画家はこの手がかりを大気遠近法と呼ぶ。図7-6の絵は、たまたまわたしの父でもあるプロの画家、マルコム・ファインスタインが描いたものだ。ご覧のように、遠くの建物や尖塔がぼやけて見えるように描かれている。

画家は線遠近法を用いて奥行き感を再現する。わたしたちは実生活の体験から平行な二本の線、たとえば長い道の両端を縁取る線が、遠ざかるにつれて一点に集束することを知っている。この手がかりは絵画や挿し絵でよく用いられる。図7-7の絵を見てみよう。線遠近法のおかげで、奥行きと距離がいかに説得力をもって表現されているかわかるはずだ。

画家が単眼性の手がかりだけを用いて平らなキャンバスに強烈な立体感を再現できることから、わたしはこれらの手がかりだけでじゅうぶん鮮明な三次元の世界像を得られるものと考えていた。自分は、

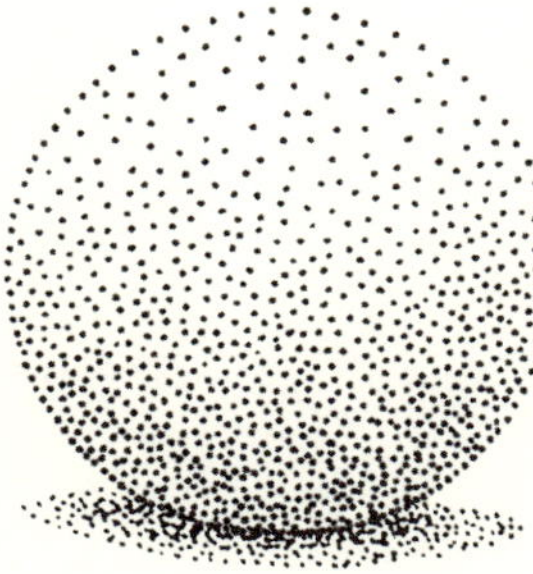

図7-4　(©Julia Wagner)

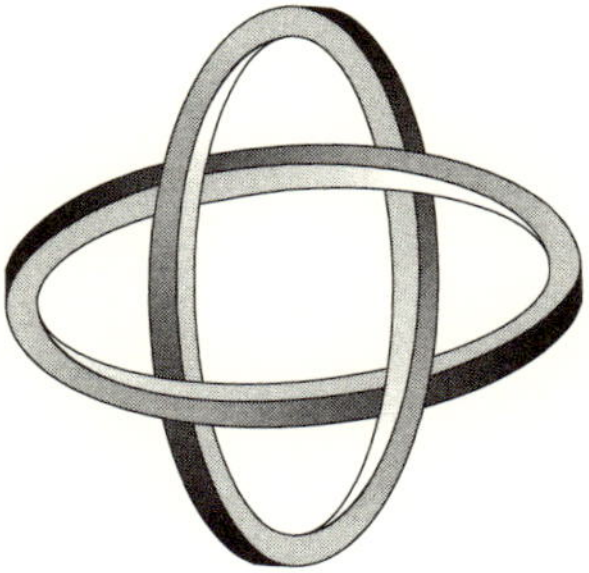

図7-5　どちらの輪がどちらをさえぎっているのか。(©Margaret C. Nelson)

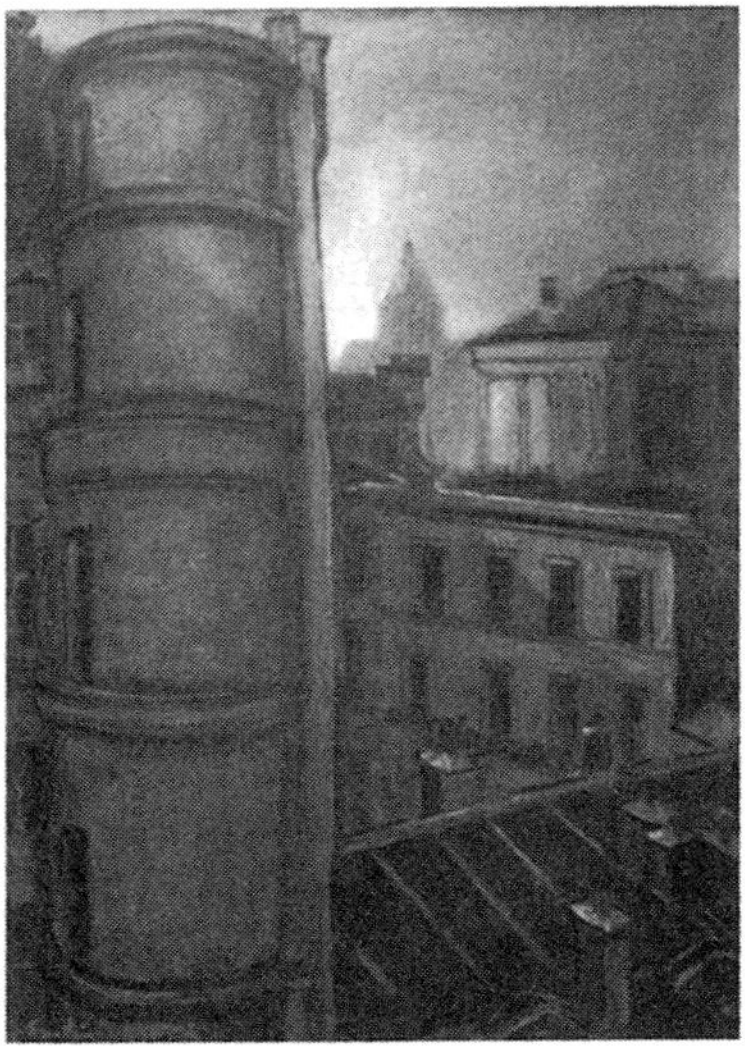

図7－6　大気遠近法は距離感を生む。(©Malcom Feinstein)

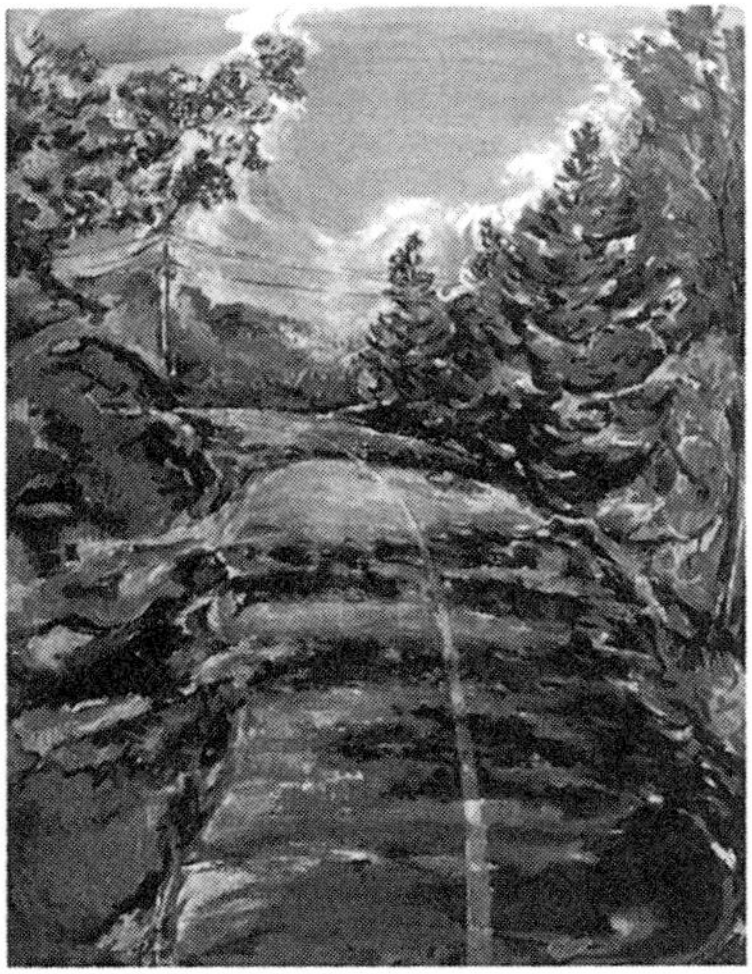

図7－7　線遠近法で描かれた道。(©Malcom Feinstein)

影の落ちかたや表面の陰影によって物体の形状を認識し、像の重なりによってどの物体が前にあってどの物体がうしろにあるのかを見分け、遠近法によって奥行き感と距離感を得ている。世界が三次元であることを認識するのに立体視を必要としない。立体視力があれば奥行きの認識力は増すだろうが、認識が根本からがらりと変わることはない、そう考えていた。したがって、立体視によって空間の認識ががらりと変わり、深い喜びと驚きに包まれてとほうもない高揚感を覚えたのは、まるきり予期せぬことだった。ごくありふれた物をはじめて三次元で見る体験は、登山ではじめて山頂から景色を拝む体験に似ている。そんなふうに思うわたしは、ひどく大げさで、常軌を逸しているだろうか。似たような視覚の変化を体験して似たような反応を示す人は、ほかにいないのだろうか。自分の体験談をほかの神経科学者たちと議論したかったが、そうするのが怖かった。科学者のほとんどが、わたしの体験を科学的に不可能だと考えて取りあわないか、立体視力を得たことを大げさに騒ぎすぎだと笑い飛ばす気がしたのだ。

立体視と輪郭

ふと、オリバー・サックスの著書『妻を帽子とまちがえた男』の「マデレンの手」で紹介された話を思い出した。六十代で手の使いかたを覚え、世界と触れあうあらたな手段を得たあの女性の実話だ。わたしは何年も前にパーティで一度だけサックスに会って、自分の斜視のこと、立体視力なしに世界を認識していることを話した経験がある。そこで、二〇〇四年十二月のある夜、夫と子どもたちが夜遅くまでモノポリーゲームに興じているときに、ひとり自室に退いてオリバー・サックスに長い手紙をしたためた。サックス博士はわたしの体験談を笑い飛ばさず、なんと、会って視覚の変化についてさらに話を聞きたいと言ってくれた。博士はわたしのもとを訪れ、その一年後に「立体視のスー（Stereo Sue）」という論文をニューヨーカー誌に載せた。論文が発表されたあと、わたしはナショナル・パブリック・ラジオの取材を受けた。このときの体験談への反響は信じられないほど大きかった――Eメールや手紙が何百通も届いたのだ。何人かは、わたしと同じで成人してから立体視力を得たと言い、全員が自分の体験を話したくてたまらないようすだった。わたしはたちまち、自分がひとりではなかったこと、彼らもまた新しい視覚に驚き、歓喜し、ときには困惑したことを知った。

立体視ができるようになって、物体の縁や輪郭がかつてないほどくっきりと鮮明に見えるようになった。空間感覚をあらたに得たのとほぼ同じくらい劇的な変化だ。家族のコートが洗濯室の外にかけてある光景にあれほど魅了されたのには、そういう要因もある。工学者なら、視能療法を受ける前のわたしの世界を〝低域フィルター越し〟と表現するかもしれない。これは、輪郭の鮮明さが弱められているという意味だ。立体視力がなかったころは物体を縁取る輪郭がぼやけて見えていたが、比較対象がなかったため、その事実を知るよしもなかった。

わたしに手紙をくれたひとり、ステファニー・ウィレン・ブラウンが、こうした状態をじつにみごとに表現している。立体視力を得たあとは、大小さまざまな物体が、それこそナンバープレートの字から机の上の小物にいたるまで、さらにはニューヨーク市内の建物までも、くっきりと鮮明に見えるようになった。この鮮明さは、「どこでも、なんにでもあります……すべての物に輪郭があるのです!」と彼女は綴っている。

ルーカス・スカリーはルッジェーロ医師の元患者だが、四歳ではじめて遠近両用めがねをかけて調節性内斜視を矯正したときに、同じような鮮明さと質感と奥行き知覚の高まりを体験した。ルーカスは遠視だったので、近くの物体を見るために相当な労力を使ってむりやり目の焦点を合わせていた。近くを見るとき、わたしたちは焦点を合わせると同時に、目を内に寄せる。これらふたつの過程はひと組になっているため、遠視の子どもの場合、近くの物体に焦点を合わせるときに目を内に寄せすぎる、つまり輻輳過剰を生じることがある。遠近両用めがねは、焦点を合わせるのに必要な労力を減らし、目が内向きになりすぎるのを防ぐ役割を果たす。この遠近両用めがねをかけたおかげで、ルーカスの目は輻輳過剰しなくなり、立体視の能力が大幅に改善された。母親はルッジェーロ医師にしたためた手紙で、新しいめがねが息子の視覚にもたらした影響をこんなふうに感動的に描写している。

息子がはじめてめがねをかけた日を、わたしはけっして忘れないでしょう。お医者さまの診察を終え、外に出て車に向かうとき、ルーカスはひどく上の空になっていました。何度か車に乗るよう言いましたが、息子はそうするどころか、しゃがみこんで小さな指で歩道をなぞりはじめたのです。とっさに、触っちゃだめよと言いそうになりました……が、ひとことも発しないうちに夫にさえぎられ、その後はふたりで、ルーカスがおそらく人生ではじめて質感を体験するようすを見守りました。帰りの車のなかで、息子は窓の外を木々が過ぎ去るようすをじっと見つめ、家に帰っても探究を続けていました。いろいろな物を触って家じゅうを歩きまわりました。タイルの隙間のしっくいに指を這わせ、三十分間もスパイスを眺めて過ごしました。キッチンの床に座って乾燥スパイスの瓶を引っぱりだし、瓶のひとつひとつを光にかざして中身を調べたのです。自分の部屋にあがったあとは、おもちゃを取りだして、それらがまるきり新しいものであるかのように接しました。ひたすら指でなぞったり裏返したりして、細かい部分を確かめていました。でも、これはほんの始まりにすぎませんでした。いまでは、息子はほかの子たちのところへ歩いていって、自己紹介し、あらゆる遊びに加わっています。塗り絵やお絵かきについては、飽きるということがありません。パズルを嬉々として解きます。文章も書きます。視覚が改善したおかげで、社会的スキルと認知力がみるみる発達しました。内気でひとりぼっちが好きで気むずかしかった息子が、好奇心旺盛で、冒険好きで、愛想のいい四歳の男の子になったのです。

成人後に立体視力を得た友人や知人のほとんどが、四歳のルーカスがめがねをかけたときに覚えたのと同じ驚きを体験している。レイチェル・ホックマンは、乳児のとき右目が白内障だったが、「緑色の世界」というエッセイで、似たような感情をみごとに綴っている。レイチェルは植物学者として幅広い種類の植物を見分けることができたので、森を心から理解しているものと思っていたが、立体視力は持っていなかった。

名前を与えると、その植物は意味を持つ……緑の絨毯や天蓋から飛びだしてくる……世界がじつは緑色の海ではなく、黄色がかった暗緑色、鮮緑色、青磁色、翡翠色、濃い青緑色、淡い黄緑色など、それぞれ固有の色を持った集まりであると認識した日、わたしは大きな喜びを覚えた。植物のことばが、知覚で区別するための文脈をもたらしてくれたのだ。

だが、レイチェルは自分の視覚が不満だった。しょっちゅう右目を細めては、右の視覚に空白部分があるのを感じ、たとえばボールなど、動きのある対象物を目で追うのに苦労していた。わたしの体験談を聞いたあと、彼女はハンス・レスマン医師のもとで検眼学による視能療法を受けはじめた。最初の数週間は、左目をあけたままで弱まった右目の情報に注意を払う訓練を辛抱強く続けた。当時、レイチェルから来た手紙にはこう書かれていた。「どの訓練も、真剣かつひたむきに集中する必要がありました。ほかの人が診療所にいるときはうまくできませんでした。［訓練を行なっているときは］会話も続けられなかったのです。こんなにもむずかしいとは信じられませんでした」。だが、努力は報われた。六週間後、いよいよ、ふたつの目の像を融合するやりかたを学ぶときがきた。

像を融合して立体視の手がかりを用いるやりかたをレイチェルに学ばせるために、レスマン医師は、ポラロイド立体視画像（ベクトグラフ）を壁に映し、このベクトグラフがレイチェルの視野の大半を占めるようにした。ベクトグラフは二枚の透明な偏光《ポラロイド》フィルムでできていて、それぞれのフィルムに同じような絵が描かれている。図7－8は、二枚のフィルムがたがいに一部だ

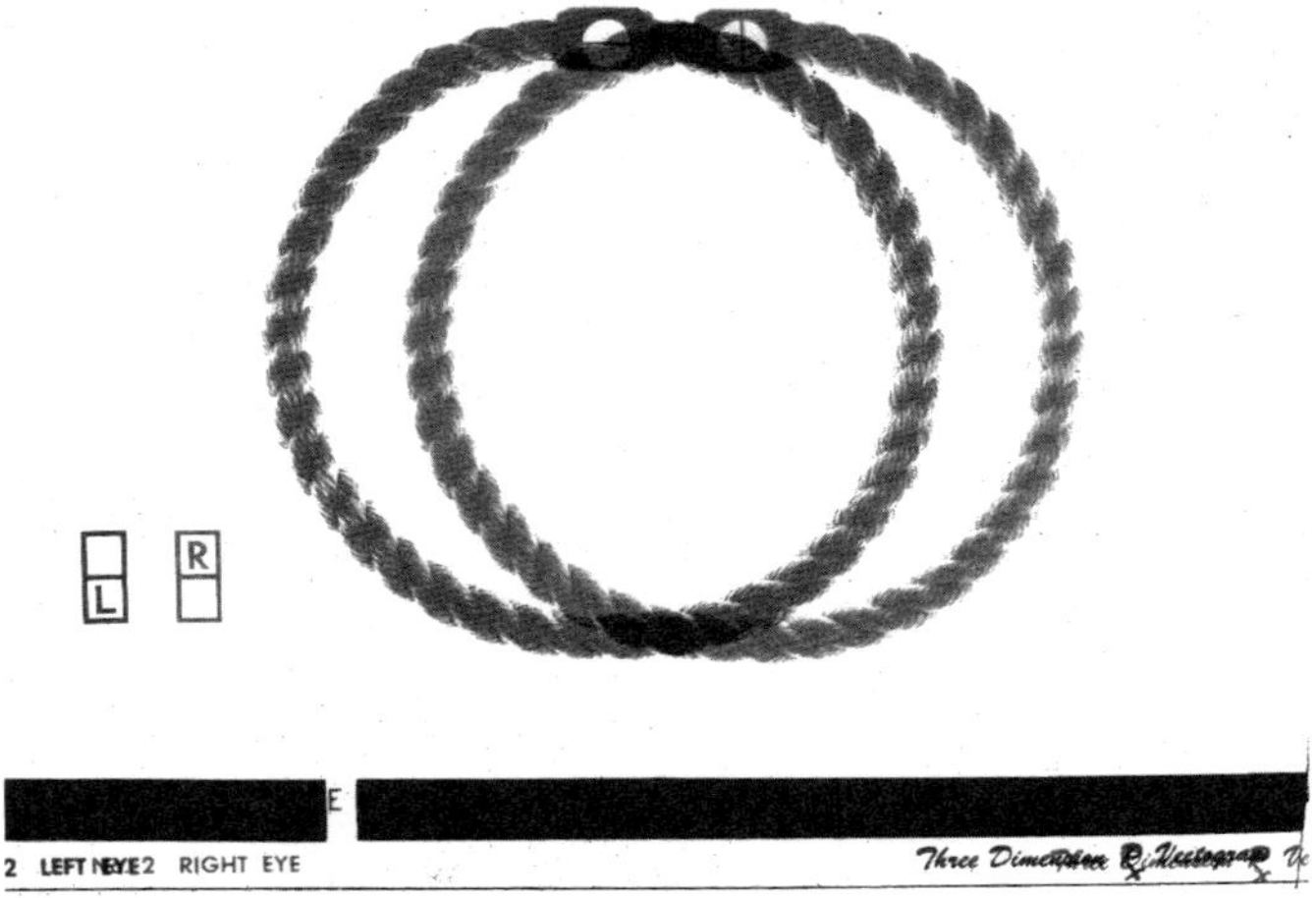

図7－8　ポラロイド立体視画像（ベクトグラフ）の輪縄。(James Gehrt 撮影)

け重なったようすを表している。各フィルムに描かれているのは、輪投げ用の縄（すなわち、輪縄）の絵だ。偏光めがねをかけて見ると、左右の目はそれぞれ片方のフィルムに描かれた絵だけを見る。輪縄の像がひとつしか見えないようにするためには、左右の目に映る像を融合させなくてはならない。

最初は、レイチェルにも簡単に融合できそうな大きな輪縄の像がふたつ壁に映された。大きな像を融合すること、すなわち周辺融像と呼ばれる行為は、立体視力を得るにあたって重要なステップとなる。というのも、眼位をそろえて正確な輻輳運動と開散運動をうながす効果があるからだ。レイチェルが大きなふたつの像をひとつに融合できるようになると、レスマン医師は右目で見えるベクトグラフを左に、左目で見えるベクトグラフを右にずらした。おかげでレイチェルは、融合を保って輪縄の融像をひとつだけ見つづけるために、がんばって目を内に寄せるはめになった。驚いたことに、融合された輪縄の像が手前に漂ってくるように見えた。レスマン医師が逆の方向にベクトグラフをずらしたときは、融合を保つために目を外に開くことになり、融合された輪縄はうしろへ引っこむように見えた。輪縄の融像はもはや壁の上にではなく独自の平面上にあって、その平面と壁とのあいだには空間が、量感をはっきりもった空間が存在していた。

その翌日のこと、レイチェルはレスマン医師の診療所の外ではじめて立体視を体験し、見慣れているはずなのにいまやすっかり様相が変わった並木をまじまじと眺めた。

わたしはそれまで、植物がはっきり見えているものと思っていました。森を知っているものと思っていました……［でも］松の木のささやかな林をぶらついているうちに、はっと気づきました。わたしは木々のなかにいる、いままでのように外から眺めているのではない。木々が、過去のさまざまな体験とはまるきり異なるやりかたでわたしを取り巻いていました。樹皮のぎざぎざした表面や苔類のアップリケは輪郭がくっきりし、色も鮮やかに見えました。何よりもちがっていたのは、木々のあいだの空間がはっきり見えたことです。まるで、生まれてからずっと目にしていた絵画のなかに入りこんだ気がしました。畏怖の念に襲われ、感動のあまり涙が出ました。森をこんなふうに体験したことは一度もなかったのです。わたしは空間の深さと感情の高まりに圧倒されました。

知覚交替

大きな輪縄の像が宙に浮かんでいたという、レイチェルの表現に興味をそそられたわたしは、ピッツバーグのレスマン医師の診療所を訪れ、この訓練法を試してみた。レスマン医師が壁に輪縄を映し、わたしは偏光めがねをかけて左右の像をひとつに融合させた。

「輪縄はどこにありますか」と医師が訊ねた。

「よくわかりません」わたしはためらいがちに答えた。「壁の上にあるように思います」

レスマン医師は長い棒を手渡し、その棒の先で輪縄の中心を指すように壁に触れてほしいと言った。そこで棒の先を輪縄の中心に持っていったが、壁には触れなかった。わたしはまごついた――不可解な感覚だ。なんだか、階段をおりるときに段差を少なめに見積もっていた感じに似ている。壁がするりと輪縄のうしろに逃げていった気がした。わたしはおずおずと棒を前に動かし、輪縄の像を貫いて、何もない空間に先端を突きだした。するとようやく、壁に当たった。

「壁を強くたたいてください」とレスマン医師が命じた。

やってみると、一瞬ですべてが変わった。輪縄の直径が縮んで、壁の手前に浮かんでいるように見えた。わたしは知覚交替を体験したのだ。頭では、輪縄が壁に映されていて、その壁は固定された不動の物体だとわかっている。ところが、左右の像を融合するために、わたしの目は壁ではなく、壁の手前の空間に焦点を合わせた。そして壁をたたいたことで、触覚を用いて壁と自分との距離を測り、その距離が目の焦点距離とはちがうこと、つまり輪縄の融像と壁が同じ奥行き

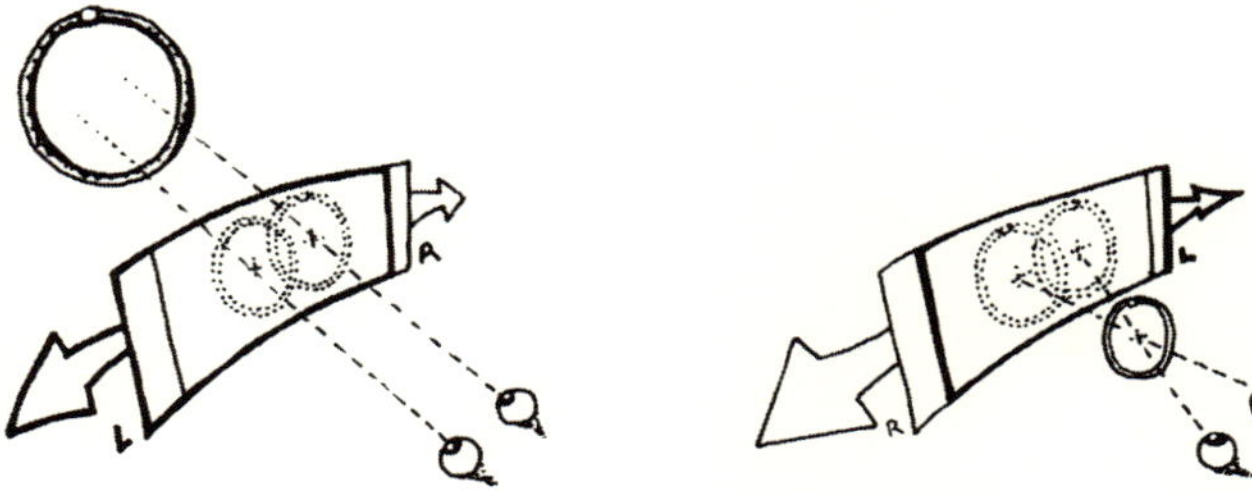

図７－９　輪縄の融像は、うしろに引っこんでいくときは、大きく見える。手前に漂ってくるときは、小さく見える（©Julia Wagner）

に存在していないことを知った。おかげで、あらたな解釈を生みだすはめになった——輪縄は壁の手前に浮かんでいるのだ、と。

　正常な両眼視の人は、このような解釈をしじゅう行なっている。だが、いまだ立体視の手がかりを使って三次元で物を見るすべを学んでいる最中の人間にとっては、新しい体験だ。ブロック医師が複数の著述で主張しているとおり、〝斜視の人は異なる言語を話して〟いるのだ。前述のような訓練によって、わたしは立体視の言語で話すやりかたを学んでいった。

　この輪縄のベクトグラフで、わたしはもうひとつ奇妙な体験をした。検眼医がＳＩＬＯ現象（小さいものは近く《スモール・イン》に、大きいものは遠く《ラージ・アウト》に見える現象）と呼ぶものだ（図７－９）。レスマン医師の診療所で輪縄がはじめて手前に漂ってくるように見えたとき、同時に、その大きさが縮んで見えた。遠ざかるように見えたときは、大きさが増したように見えた。こうした現象は直感に反する。というのも、実体験では、近づいてくるものは見かけが大きくなるし、遠ざかるものは見かけが小さくなるからだ。

なぜそうなるのかに関しては、大きさの恒常性という現象で説明がつく。わたしたちは、この大きさの恒常性のおかげで、ちがう距離にいる人や物の大きさを正確に判断することができる。部屋の向こう端にいる人を見たとき、その人は小さくは見えない。やはり等身大に見える。ところが、その人の輪郭を指でなぞって、自分の視野に占める空間量を測ってみると、その空間がじつはきわめて小さいことに気づくはずだ。どういうわけか、わたしたちは、〝人物が自分から遠ざかるにつれて、その像が網膜の空間に占める割合は小さくなる〟という事実を修正し、小さくならなかったことにしている。

前述のベクトグラフでは、この〝大きさの恒常性〟という現象が、輪縄の融像を見るやりかたを変えてしまった。レスマン医師が二枚のベクトグラフをたがいに重なるようにずらすと、立体視のおかげで、輪縄は自分に近づいてくるように見えた。だが、それはまやかしだ。輪縄は相変わらず、決まった距離にある壁に映されている。網膜に映る輪縄の像の大きさも変わってはいない。網膜視差という手がかりをあらたに使えるようになったおかげで、輪縄が近づいてくる錯覚がもたらされただけだ。もし、この融像がほんとうに自分に近づいてくる実在の物体であったなら、近づくにつれて大きく見えることのないよう、わたしは無意識のうちに像のサイズを補正する。だからこそ、輪縄が自分に近づいたように見えたとき、無意識の補正によって、それが小さくなったように見えたのだ。

いわゆる〝廊下の錯視〟もまた、この大きさの恒常性を利用している。図7−10の二本の棒は、じつは長さが同じだ。ところが、床や壁や天井のタイルがしだいに小さくなって各線が一点に集

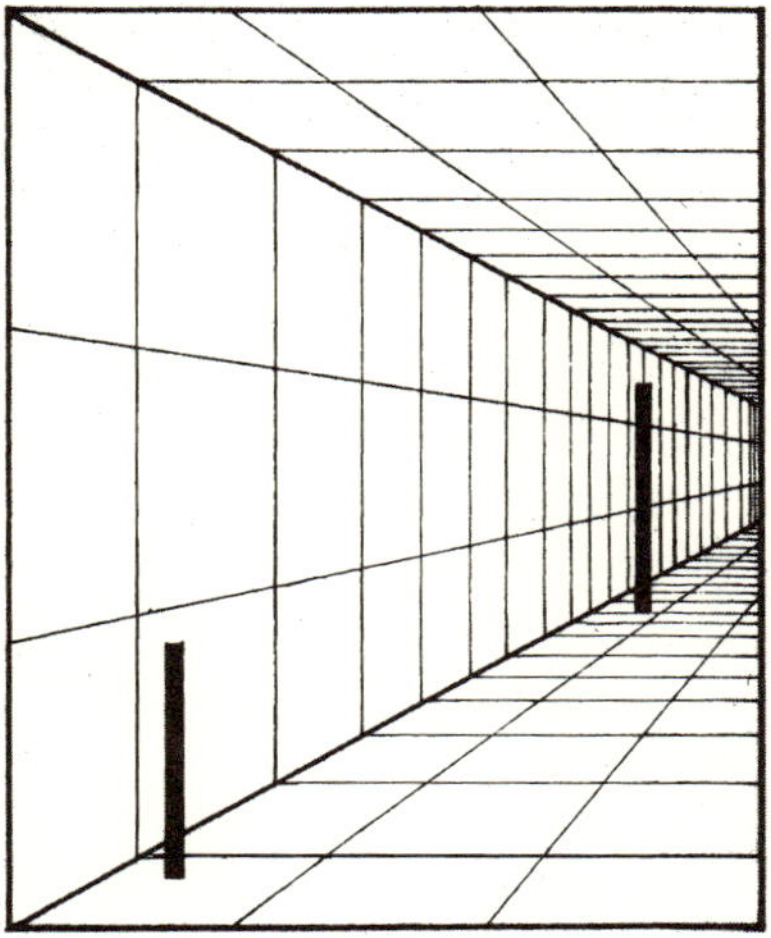

図7－10　廊下の錯視。（グレゴリー研究所のJ・デレゴウスキー、ゴンブリッチ・EH（編集）、1973年。『芸術と錯視』、ロンドン、ダックワース）

まっていくことから、わたしたちは右側の棒のほうが遠くにあるものと判断する。そして、右側の棒のほうが遠くにあると解釈するせいで、その棒のほうが長く見える。たとえ同じ長さだとわかっていても、二本を同じ長さの棒として見るのはきわめてむずかしい。

こうしたSILO現象を利用することで、検眼医は患者が立体視で物を見ているかどうか判断できる。二枚のベクトグラフをたがいに離れる方向にずらして、見える像の大きさが変化したときや、像が手前に漂ってくるか自分から離れていく感じがしたときは、患者に報告させるのだ。患者が大きさの変化をしかるべく報告したら、その患者は網膜視差という手がかりを使って物を見ていることになる。

マジック・アイのしくみ

レスマン医師に会ってマサチューセッツにもど

ったあと、わたしは自分用にベクトグラフを購入し、輪縄が宙に浮いて見えるよう訓練した。最初は、とてもむずかしかった。たいていの人は、複数の手がかりを一体化させる方法を幼児期に学ぶ。ベビーベッドやベビーカーからぶらさがった色鮮やかなおもちゃを手でたたきはじめるのと同時に、立体的に物を見るようになり、はじめて手を伸ばすしぐさをしたときや、這おうとしはじめたときに、単眼性と両眼性の奥行き手がかりをひとつにまとめるやりかたを身につけ、その後十年間でこの能力に磨きをかける。ところが、わたしの場合、〝宙に浮かんだ像〟を見るには、自分があらたに得た立体視の手がかりを信用し、単眼性の手がかりから奥行きを推測するいままでのやりかたと、立体視の手がかりとをひとつにまとめなくてはならない。

立体視の手がかりを使う頻度が高まるにつれて、わたしはしばしば、自分のあらたな視覚に驚かされた。過去には、窓枠や鏡の縁に囲まれた光景はすべて、枠や縁と同じ平面に現れていた。それがいまや、窓の外をのぞくと、窓ガラスと外の木とのあいだに空間が見えるのだ。あるいは、最初のうち、鏡に映った自分の姿が鏡と同じ平面ではなく、うしろの空間に見えることにぎょっとした。いまもまだ、わたしは鏡の前で前後に行ったり来たりして、鏡に映った姿が前に出てきたりうしろにさがったりするのを眺めては、喜びを嚙みしめている。

二〇〇二年に車のハンドルが立体的に〝飛びだして〟見えたとはいえ、わたしがランダム・ドット・ステレオグラムを、すなわち〝小点がランダムにたくさん書かれていてじっと見つめると立体像が浮かびあがってくるという絵図〟を眺めて、奥行きや隠された像を見ることができたのは、ずいぶんのちのことだった。ランダム・ドット・ステレオグラムをいくつか〝理解〟できた

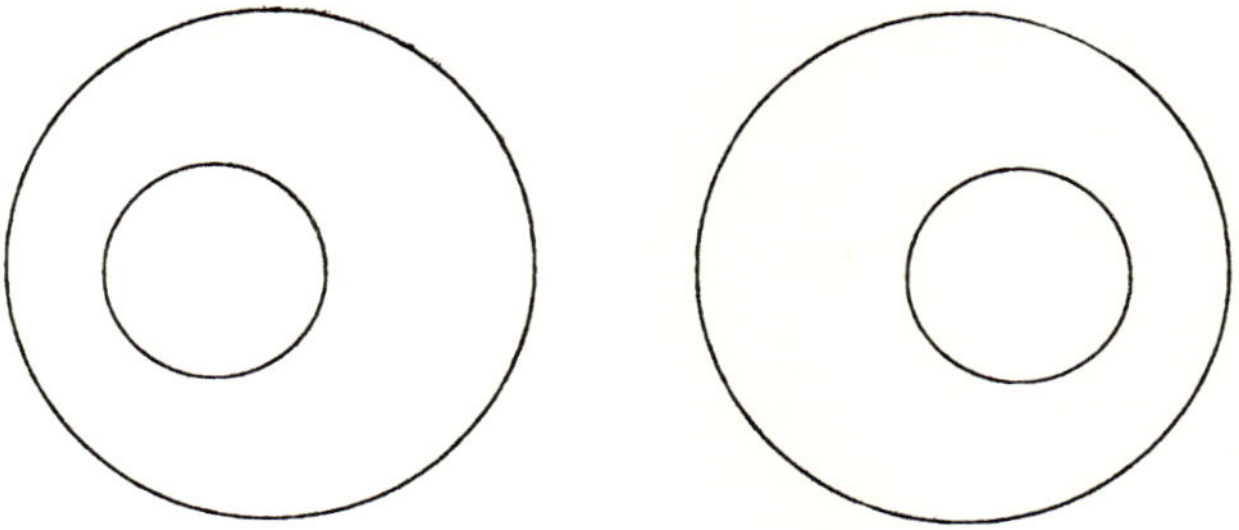

図7－11　ランダム・ドット・ステレオグラムではない立体画。目を内に寄せることで、このふたつの像を〝自分の意志で融合〟できたときは、内側の円が飛びだして見える。ページを〝透かすように〟見て像を融合させると、内側の円は紙のうしろへ引っこんで見える。

ときには、とてもうれしかった。というのも、多くの科学者が、このステレオグラムにおいて単眼性の手がかりだけでは見られない像を見ることが、立体視力を持っていることの究極的な証《あかし》である、と信じているからだ。図7－11に示したランダム・ドット・ステレオグラムではない立体画では、融像がふたつの円でできた絵になるであろうことがひと目でわかる。ところが、ランダム・ドット・ステレオグラムでは、惑わすような点の集合が、左右ふたつの目で見ないかぎり像を結ばないひと組の立体画を形作っている。もし、図7－12で目を内に寄せてふたつの立体視画を自分の意志で融合させることができたら、内側の四角形は、まるで魔法にでもかかったかのように、背景の前へ浮き出してくるはずだ。（ランダム・ドット・ステレオグラムを自分の意志で融合させることは、視覚が正常な人間にとってさえむずかしい。）

ごく簡単なランダム・ドット・ステレオグラムを

図7－12　ランダム・ドット・ステレオグラム。（ベンジャミン・バッカスによる立体画）

〝理解〟できるようになると、わたしは流行の〝マジック・アイ〟関連本でも、隠された像をいくつか見ることができるようになった。隠された像を見るためには、平面的な絵を見ていることを示す単眼性の手がかりを無視し、代わりに、立体視が知らせる情報を心から信頼しなくてはならない。

何もない空間が見える

立体視を身につけたことで、空っぽの空間に対する感覚が変化したわけだが、変化したものはほかにもある。自分が空間のどこにいて、どう動いているかを知覚するやりかたも変わった。視覚が不完全だったせいで、いままでは動きまわるときに体の感覚に頼ることが多く、目で見たものにはあまり頼らずにいた。これがはっきりわかったのは、数年前、家族とともに休暇で熱帯のリゾートへ出かけたときのことだ。わたしたちは毎日、宿泊用の小屋から大食堂へ、階段状になった眺めのいい小道を歩いてかよっていた。ある夜、停電になり、三日月の薄暗い光を頼りに小屋にもどるはめになった。自分以外の家族全員が手探りで歩くのをためらったことにわたしは驚き、ふだんは自分が迷子になるほうなのに、意気揚々と家族を率いて小屋までもどった。そして気がついた。ひとつの場所から次の場所へ移動するとき、わたしは歩数ではなく、体を動かすタイミングやリズムを無意識に覚えることによって、道を記憶していたのだ。階段にさしかかったときは、体で覚えたリズムのおかげで、おりなくてはならない段数がわかった。そして休暇からもどったあとで、なぜ子どもたちが自宅の階段をのぼるときにいつも電気をつけるのか納得できた。

わたしだけでなく、立体視力を持たない友人たちも似たような状況にある。これら友人の多くはダンスやアイススケートが好きだと言うが、球技への情熱を語る人はほとんどいない。実のところ、両眼視に障害を抱える人たちは、動く対象を注視してそれに反応するよりも、自分が空間を動きまわるようすを体で感じる活動を楽しむ傾向がある。げんに、わたしが好んでやった運動は水泳とシュノーケリングだが、これもまた、自分が水にくるまれているのを肌で感じ、体が動いているという感覚を強烈に得られるものだ。

立体視ができるようになった当初、空気よりも実体のある媒体に自分の体が浸かっていて、その媒体の上を木々の枝や、花や、松葉が漂っている、という感じを覚えた。ひょっとして、空気に対するこういった感覚は、本章の冒頭で引用したモネのことばと同じではないだろうか。「わたしはかなわない望みを抱く。わたしは……空気を描きたい」。いや、たぶん、立体的に物を見ることがどういうものかについての、斜視のエリック・ウォズニースミスによる表現のほうが、モネの考えを忠実に反映しているはずだ。絵を描く勉強をしていたエリックは、描こうとする対象物だけでなく、〝何もない空間〟、すなわち対象物の前後左右の空間、つまり空気に、画家が注意を払っていることを知った。そして立体視力を得たあとは、この〝何もない空間〟が百倍もよく見えるようになったと語った。なるほど、わたしも最近は、森のなかを歩くときに、木そのものよりも、枝や木々のあいだにぽっかりあいた空間に注意を払っている。とくに美しい空間を探しだしては、そのぽっかりあいた穴に身を浸そうとするのだ。

空間に身を浸すというこの新しい感覚は、なんとも魅力的でうっとりさせられる感覚だ。たとえば、一種の弱視（視力が極端に弱い状態）だったレイチェル・クーパーは、立体視力を得る前にこう記している。「自分はこちら側にいて、自分が見つめているものはすべて向こう側にいるような感じがする。自分とほかの物とのあいだの空間を視覚的に認識することも、推測することもできない」ところが、立体的に物が見えるようになったいま、レイチェルはこう語る。「自分が世界のなかにいる感じがする。何もない空間がはっきりと実体を持って見えるし、感じられる――ちゃんと存在しているのだ！」

レイチェルのこのことばを聞いて、立体視力を得て間もない冬の終わりごろに遭遇した、すばらしい光景を思い出した。手早く昼食をすませようと急ぎ足で校舎から出たとき、わたしは雪が降るさまにはっと息をのんだ。大きな湿った雪片が、わたしのまわりで優美な三次元の舞を舞っている。以前、雪片は、自分の少し前に平面状に落ちてくるように見えていた。それがいまや、自分が降雪のまっただなかに、あらゆる雪片のなかにいる感じがするではないか。幸福感のあまり、わたしは昼食のことをすっかり忘れ、無言でひたすら立ちつくして、包みこむような雪をうっとりと見つめていた。

当初は、立体視力を得たことが、どうして周囲に身を浸すというこの強烈な感覚をもたらすのかわからなかった。一般的な学術書の記述によれば、立体視が奥行き知覚を増大させるのは、左右ふたつの目の焦点距離にある対象物のみだという。ところが、わたしの場合、空間感覚がまるごとがらりと変わってしまったのだ。二歳から斜視だったヘザー・フィッツパトリックは、検眼医のカール・グリュニングのもとで視能療法を受けはじめた。そして、わたしの気持ちを代弁するかのように、はじめて三次元で物を見たときの経験をこう綴っている。

何よりすばらしいのは、〝次元のなか〟に入りこんだという感覚だ。生き生きとした開放感があって、歩くときに物が横を漂い去るさまがこの目で見えて、あちこちに奥行きが存在する。前のほうにもあるが、下のほう、足もとのほうにもある。テーブルはとても低く、壁はとても高く見えるし、机の前に座っているとき、わたしはその上に両手をべたべた押しつけまくったり、物と物のあいだの空間に手を押しこんだりしたくなる。

この新しい感覚を理解するために、わたしは両眼視と立体視に関する古い科学文献の一部をじっくり調べてみた。そして、なぜ自分のまわりの環境が奥行きの重なる層に見えるのか、説明する記述を見つけた。第六章で述べたとおり、目の焦点が合っている平面の手前および後方にある物体は、網膜上で、パヌムの融像域の外に像を結ぶ。したがって、左右の網膜それぞれに結ばれる像を融合しようとしても、差異が大きすぎてできない。視覚が正常な人は、しかし、無意識のうちにふたつの像が同じ物体のものかどうかを判断する。そして同じ物体のものと判断したら、またもや無意識のうちに、像が左右の網膜のどこに結ばれているのかを比較検討し、その情報を用いてどのくらい遠くにある物体なのかを判断する。推測で得られた位置や奥行きは正確ではないが、おおよその〝近さ〟または〝遠さ〟はつかめる。このように、まわりのあらゆる物体について三次元の奥行き感をあらたに得たことが、世界に包まれているという強烈な感覚をわたしにもたらしたのだ。

だが、なんと、さらなる驚きが待っていた。移動中に見える奥行きが、ぐんと増したのだ。この現象は、運動視差と呼ばれる。たとえば右へ動いたとき、近くの物体は左に動くように見えるが、遠くの物体は一緒に右へ動くように見える。そして近くの物体は、遠くの物体よりも速く動くように見える。このような物体の相対的な動きのちがいが、奥行き知覚の手がかりのうち、とくに重要なものをもたらしてくれる。

運動視差は片目でも体験できるため、ほかのほとんどの科学者と同じように、わたしは自分が運動視差をつうじてつねに良好な奥行き感覚を得ているものと思っていた。ところが、二〇〇五年秋のある日、それが単なる思いこみでまちがいだったことを知った。この思いこみのもとになったのは、斜視の人は、正常な視覚の人が片目を閉じて見るのと同じやりかたで世界を見ている、という誤った前提だ。

前述の秋の日、わたしは愛犬を連れていつもの散歩コースを歩いていた。ところが、このシュナウザー犬が思いたったように草の葉を一枚一枚嗅ぎはじめたせいで、わたしは退屈していらだち、うっそうと張りめぐらされた木の枝の下で何気なく体を揺すっていた。木々を見つめているうちに、驚いたことに、枝が何層もの奥行きをもって見えてきた。外側の枝がはっきり認識できる空間を囲いこみ、その空間のなかに内側の枝が何本も伸びている。入り組んだ複雑なその網を、わたしも理解することができた。その日から今日にいたるまで、わたしはいつも徒歩で通勤し、木々の下を通って、息をのむほど美しいこの三次元感覚を味わうようにしている。

運動視差による奥行き感覚が向上したことに驚いて、図書館でこの話題に関する文献をさらに読んでみた。そして、わたしたちに立体視をもたらすのとまさに同じ神経細胞および脳回路が、運動視差による奥行き感覚ももたらしている可能性があることを知った。つまり、立体的に物が見えるようになったおかげで、動きによる奥行き感覚が高まったかもしれないのだ。

実を言うと、マーク・ノーロットらノースダコタ州立大学の研究チームが行なった実験で、脳に入ってくる信号のうち、運動視差による奥行き感覚をもたらすものが識別されている。この実験のおかげで、目の滑動性追従運動が次のような過程でわたしたちに奥行きを判断させていることがわかった。木の下で体を揺すっているとき視線を一点に固定せるために、わたしは無意識に、頭が左に動いたときには目を右に、右に動いたときには左に動かす。そして脳が、さまざまな枝の見かけの動きを、目が動く方向に照合して判別する。たとえば一本の枝が目の動きと同じ方向に（つまり、頭の向きとは逆の方向に）動いているように見えたら、その枝は自分の近くにあり、逆なら遠くのほうにある、という具合だ。

同じ研究チームが、内斜視と弱視の人は、運動視差による奥行き感覚がふつうより弱いという報告も行なっている。この研究結果には説得力がある。というのも、乳児期に内斜視だった人は、目の滑動性追従運動が弱いからだ。わたしの場合、視能療法で追従運動が改善されるにつれて、以前よりうまく運動視差を利用できるようになった。

とはいえ、これらの研究結果が答えのすべてを提供しているとは思えない。枝のあいだの容積、すなわち空間に覚えた感動は、わたしにとってはごく最近の感覚、あらたに立体視力を得たことでもたらされた感覚だ。立体視のおかげで得た空間感覚を運動視差と組みあわせると、劇的な効果がもたらされる。かつて立体視力がなかった多くの友人たちもそうだが、わたしにとって、あらたな視覚に関して何よりも大きな驚きと喜びをもたらしたのは、動いているときに得られるこの信じられないほどの奥行き感覚だった。

ところが、視覚上の驚きはまだあった。前述の犬の散歩の数カ月後、娘とわたしはノートパソコンで映画『キューティ・ブロンド』を観ることにした。オープニング・クレジットでカメラが大きな花瓶の前をさっと通りすぎた瞬間、色とりどりの生花がいきなり劇的なまでの奥行きをもって見えた。

「ねえねえ」とわたしは娘のジェニーに言った。「いまの、見た?」

「なんのこと?」とジェニーが訊ねたときにはもう、わたしは巻きもどしてまたその場面を観ていた。ジェニーに文句を言われる恐れがなければ、あと数回はこの場面を観たことだろう。カメラが花瓶のまわりをさっと回ったとき、まるで自分が画面上の花のまわりをぐるりと回っているような気がして、立体感が著しく高まった。この感覚は、〝動きからの構造復元〟を行なう能力、つまり、物体の動く影を眺めることでその物体の立体的な形を予測する能力に似ている。そこで、わたしはまた図書館に出かけて〝動きからの構造復元〟に関する文献に目をとおしたが、思ったとおり、立体視で奥行きを見る能力と動きの情報から物体の構造を予測する能力には関連があることがわかった。立体視力が弱い人は、動きの情報から構造を把握する能力が弱いのだ。わたしの場合、立体視力が高まるにつれて、映画を観ているときに奥行きを感じることが多くなった。おかげで、平らな面を見ているにもかかわらず、立体視力を発達させる前より、映画やテレビ番組をはるかに楽しめるようになった。

視覚は脳の触覚である

周囲の何もない空間が見えるようになったのはとても喜ばしいが、自分が何かに取り巻かれているというこの新しい感覚には、ときに不安を覚えたり、ひどく怖い思いをさせられることがある。立体視ができるようになってまだ間もないころ、家族と一緒にハワイへ旅行したとき、美しい谷を見わたせる景勝地を訪れた。わたしはまっすぐ防護手すりの前に行って景色を眺めようとした。そのとたん、とほうもなく深い谷の上に、なんの支えもなく浮いている気がした。あわてて手すりから飛びのいて、眼下の景色やほかの旅行者よりもうしろのほうの安全な場所に移動した。その日はハイキングにも出かけたが、子どもたちや夫が崖の縁に近づくたびに恐怖に襲われた。ありったけの自制心を動員し、崖に近づかないでと叫ぶのをなんとか押しとどめていた。

帰宅したあとで、このあらたな高所恐怖症の原因は立体視力であることに気がついた。マウント・ホリオーク大学のキャンパスで滝を見おろす橋の上に立っているときに、またもや、ふだんとはちがって体が浮いているような不穏な感覚に襲われたのだ。ただし今回は、水の上に浮いている感じだった。それほど高い橋ではないし、景色も見慣れていたため、わたしはパニックを抑えて緊張を解くことができ、やがてこの感覚を楽しめるようになった。

ハワイで怖い経験をしたとはいえ、立体的な世界への適応はわりあいすんなり進んだ。世界観の変化がゆるやかだったおかげだ。まずは近くの物体だけに奥行き感が増し、それからしだいに遠くの物体も立体的に見えるようになった。つまり、あらたな視覚を得るたびにそれを味わい、しだいに奥行きを増していく世界でいかに体を動かすか学ぶだけの時間があったわけだ。しかし、人によっては立体視力がいきなり完全な形で出現することがあり、こうした突然の変化はややもすると大きな混乱と恐怖を招きかねない。

シンディ・モンターは、斜視と弱視を患う四十八歳の女性だが、昼食のサラダを食べようとしたとき、いきなり立体的な像が〝ぱっと現れた〟。目の前のサラダから突然トマトが飛びだし、レタスの葉がはっきりした奥行きのある層状に見えた。驚きのあまり、シンディは何も食べる気がせず、まっすぐ検眼医のもとへ向かった。運転中、道端の木々や標識が威圧的に迫ってくるように見えた。検眼医のカール・ヒリアーは検査をいくつか行なって、いま、あなたは立体的な奥行きで物を見ているのだと告げた。検眼医は以前から、視能療法によってこうした変化がもたらされる可能性を警告していたのだが、立体視の経験がまるきりないせいで、シンディは検眼医が何を言わんとしているのかわかっていなかったのだ。

ジェニファー・クラークとトレーシー・グレイもまた、立体視力の突然の出現を体験した——と同時に、世界像の広がりも体験している。トレーシーは自分の視覚がいきなり変化した瞬間について、こんなふうにわたしに書いてよこした。

真夜中近くに居間のソファに座っていると、いきなり、部屋全体とそこにある物すべてが立体的に見えました。見える部屋の範囲が以前よりもはるかに広がりました（それまではたいてい、見ている対象物に視線を集中させていました。といっても、視野狭窄だったわけではありません……ただ、すべての情報を取りこめていない気はしていました）。ソファーから立ちあがって部屋を歩きまわったとき、生まれてはじめて、自分は立体的な空間のなかを歩いている、物体のあいだを歩いているのだとはっきり感じられました。ひどく圧倒され、方向感覚がちょっとおかしくなったので、まっすぐベッドに入りました。目が覚めたとき、いまもあの状態は続いているのだろうかと思い、そして目をあけると、部屋の全体が見えて、天井の扇風機がこちらに突きだしていました。

いっぽう、イギリスの聖ネオト病院の検眼医、キャロライン・ハーストのもとで視能療法を受けていたジェニファー・クラークは、次のように記している。

四カ月ほど訓練を行ない、最初のうちはごくわずかな効果しか得られませんでした。ところが、ある日、職場で廊下を歩いているときに、一瞬のうちにいきなり、視覚が完全な立体視に変わりました。それは目をみはるような体験で、周辺視野が急に自分の両側を満たし、廊下の天井が平行四辺形から台形へと完全に変わりました。

ジェニファーは何週間ものあいだ、世界を解釈する以前のやりかたとこの新しい視覚とをなんとか一体化させようともがいた。あらたな三次元の外観と三次元の感覚とを一致させるために、テレビの輪郭を手でなぞったりもした。そして何カ月も、乗り物酔いの症状に悩まされた。道を歩くときは、建物が上下に揺れるように見えた。それでも、視能療法を重ねるうちに世界観が安定し、あらたな物の見かたを楽しめるようになった。

同じように、前述のトレーシーも、はじめは感覚が混乱して大きな負担を感じた。

それ［立体視力］を完全に身につけて圧倒されないようにするには長い時間がかかりました。［世界が］まぶしすぎて、数日のあいだは目がうるんでいました。［検眼医には］テレビを観ず、本も読まず、車も運転しないで、職場での仕事をできるかぎり減らし、こまめに外を歩いて景色全体を脳に取りいれる努力をするよう勧められました。最初の数日間は、一日わずか二、三時間しか仕事ができませんでした。かなり長いあいだ、ただ目を閉じて横になるしかできなかったのです。一カ月経ってようやく、車の運転をまた始めました……とはいえ、いまはこの視覚のおかげで、片目を閉じた状態でさえ、かつてふたつの目で見ていたときよりも多くのものが見えます。

トレーシーの説明のおかげで、自分の経験に納得がいった。わたしもまた、何日ものあいだ、深い喜びとともに激しい疲れを感じていたのだ。以前の物の見かたでは、もたらされる情報量が少なかったが、あらたな視覚を得たあとはありとあらゆる感覚が目を覚ました。世界の存在が強烈に感じられるようになった。以前は週に一回ピアノを弾く程度だったのが、いまは毎日弾くようになり、曲の途中でたびたび手をとめては、所定の主題や音程にうっとりと浸っている。また、本章の冒頭で家族のコートがどんなふうに見えたか説明したとおり、まわりの物体の質感や輪郭がはるかによく見えるようになった。視覚だけでなんにでも触って操れる気がして、このときようやく、哲学者のモーリス・メルロ゠ポンティが「視覚は脳の触覚だ」と言った意味がわかった。

だが、知覚の負荷を感じすぎる日も多かった。以前は、仕事から帰ってくるとすぐにラジオをつけてニュースを聴いていた。視能療法を始めてから数カ月のあいだは、ニュースをいっさい避けて、代わりに、聞き慣れた音楽に耳を傾けていた。ひょっとして世界情勢に関心を失ったのかと不安になったが、しばらくして、知覚が疲れているせいだと気がついた。なにしろ、ありふれたふつうの日が、ディズニーワールドか、不慣れな異国の町か、はたまた熱帯林で過ごす一日のようなのだ。
視覚が変化すると、あらたな世界像に心を奪われるあまり、職場でこなせる仕事の量が減った。わたしはこれを、年老いた両親と育ちざかりの子どもの世話をしているせいだと自分に言いわけしていた。とはいえ、以前は、さまざまな負担を進んで引きうけていたのだ。いま体験していることは、そういった負担とは性質がちがう。人はたいてい、物を見る方法を幼児期に身につける。あれこれ世話を焼かれ、好きなだけむずかることが許され、心ゆくまで昼寝をむさぼれるあいだに。かたやわたしは、責任を引きうけて人の役にたつべきおとなになってから、物の見かたを学んでいる。というわけで、職場であれこれ用件をこなすあいだも、とにかくひとりになりたい、敬虔な静けさのなかで、心地よい眺めをひとつずつじっくり味わいたいと願っていた。ときどき席をはずしては、ひとりきりで長い散歩に出かけた。だが、同僚や友人にこの気持ちをどう説明すればいいのかわからなかった。

何よりも驚きだったのは、視覚の変化が考えかたにまで影響をもたらしたことだ。いままではずっと、段階を追うようにして物を見て考えていた。片方の目で見て、次にもう片方の目で見るというやりかただ。人がたくさんいる部屋に入ったときは、ひとりずつ顔を見ていく方法で友人を探した。どうやれば、部屋全体とそこにいる人間をひと目で頭に取りこめるのか、さっぱりわからなかった。大学で講義を行なうときはいつも、AがBをもたらしひいてはCをもたらしというふうに説明していた。子どもたちの成長を観察するまでは、細部を見ることと全体を把握することはべつべつの過程だと思いこんでいた。というのも、自分は細部を見きわめたあとでそれらを足しあわせて、ようやく全体像を作りあげることができたのだ。ことわざにあるとおり、木を見て森を見ずの状態だった。ところが、子どもたちはふたつを同時に行なえるらしかった。

一家で古い教会の時計塔を見学し、針を動かして教会の鐘を鳴らす機械装置を目にしたときのことを思い出す。息子はたちまち、機械全体がどう動くのか、すべての歯車がどう絡みあうのかを見てとった。同じように、娘はフルートでソナタを演奏するときに、曲全体の流れ、つまりどんなふうに劇的要素が展開していくのかをすぐに把握できる。個々のフレーズやテーマをまとめて一貫したひとつの流れを作れるのだ。息子と娘は幼いころから、細部と全体像を同時に把握することができた。わたしがそのやりかたをようやく理解したのは、中年になって、ふたつの目で同時に見るやりかたを学んだときだ。これができてはじめて、森全体とそこにある木々を同時に意識できるようになったのだ。

第八章

素質か環境か

わたしは可能性のなかに住んでいる
散文よりも美しい家
窓がうんと多くて
扉も　すぐれている家に
――「わたしは可能性のなかに住んでいる」（詩番号六五七）
エミリー・ディキンソン

脳はやり直せるか

〝見ることは信じること〟ということわざがあるが、立体視力を得た最初の年は、見たものを信じることがむずかしかった。ルッジェーロ医師の診療所で臨床検査を行なって、いまでは自分が立体的に物を見ていることが実証されてからも、わたしは心から納得してはいなかった。ほかの人たちもまた、わたしの事例に疑念を抱いた。何人かの医者は、デュアン症候群にちがいないと主張した。この症候群にかかった人はたいてい、片目または両目を外に開くことができないが、まっすぐ前を見ているときには立体的に物を見ることができるのだ。だが、わたしの症状はちがう。なぜなら、いつでもあらゆる方向に自由にふたつの目を動かせたのだから。

べつの医者たちはこれは百万にひとつの事例だと主張したが、ほかにも、かつて斜視で立体視力がなかったが同じようにめざましい視覚の変化を遂げた人たちが見つかっている。わたしの事例がほかと大きくちがうのは、幸運にも、検眼学による視能療法および両眼視について知識が豊かな発達検眼医のもとで訓練できたことだ。こういう医師はかなりまれな存在で、患者のほとんどは特別な経験を積んだ検眼医がいることを知らず、おかげで出会えていない。

もっと言うなら、両眼視がうまくできないおとなの多くは、この状態が恒久的なものだと聞かされて、いま以上の治療を受けようとは思わずにいる。わたしもルッジェーロ医師に会う前はそう聞かされていたし、わたしに手紙をくれた斜視の患者のほとんどが、やはりそう告げられていた。毎日のように受けとる手紙やEメールの数だけからでも、わたしの経験談がいかに人々の琴線に触れたかがうかがえる。

内斜視の治療を行なう時期についての議論は、〝素質か環境か〟という古くからの論争につながる。はたして、誕生時の脳は白紙状態で一から経験によって形作られるのか（環境）、それとも、生まれたときにあらかじめ一定の知能が脳に組みこまれているのか（素質）、という論争だ。ふたりの偉大な科学者、エヴァルト・ヘリングとヘルマン・フォン・ヘルムホルツが、十九世紀後半に、視覚における素質か環境かという問題について激しい議論を戦わせた。このふたりは当時の視覚分野の中心的存在であるが、気性も持論も大きく異なっていた。ヘリングは精力的で激しやすくてカリスマ性があり、教え子たちに強い忠誠心を求め、教え子たちもその求めに応じた。ヘルムホルツは冷静沈着で控えめだった。彼が発明した検眼鏡は、網膜を調べるための基本的な器具として、視覚および知覚の分野だけでなく、物理学や哲学の分野にも貢献している。

どちらの科学者も空間認知における立体視力の役割に強い関心を抱いていた。ヘリングは、空間のどこに物体があるのかを判断する能力は生まれつきのものであり、ふたつの網膜のどこに像が結ばれるかに応じて無意識に認識されると信じていた。つまり、〝素質〟が支配的な役割を果たしているという考えだった。ヘルムホルツは、空間認知は無意識の能力ではなく、経験をつうじて身につけるものだと主張した。彼はこう記している。知覚は脳の活動であり、両眼から提供される情報の能動的な解釈である。したがって、〝環境〟、すなわち経験と学習が支配的な役割を果たしているのだ、と。このふたりの偉大な思想家が戦わせた〝素質か環境か〟という議論は、答えを出すのがきわめてむずかしい問題だ。というのも、赤ん坊は生まれた瞬間に目をあけるからだ。そして何かを最初に見た瞬間に、視覚体験が赤ん坊の脳の神経回路に影響をおよぼしてしまう。

二十世紀はじめからなかばにかけては、環境ではなく素質が、斜視の発達に大きな役割を果たすものと考えられていた。当時、内斜視の治療の分野には、『斜視《スクイント》――その原因、病状、治療』を著した眼科医、クロード・ワースが強い影響をおよぼしていた。〝スクイント〟という単語は、一般には〝目を細める〟という意味に使われるが、斜視を意味する専門用語でもある。ワースは二千三百人の斜視の子どもを調べた結果、その大半が、手術後も立体的に物を見る能力をまったく発達させなかったことを知った。そこで、乳児斜視の子どもは先天的に融像能力が弱いものと結論づけた。裏を返せば、斜視の子どもの眼位は手術によって見かけ上はまっすぐそろえられるが、生まれつき融像能力がないせいで、目を正しく内転または外転するすべを身につけられないという考えだ。

ワースの教え子、フランシス・バーナード・シャバスは、『斜視』の改訂版を出す作業に取りくんだ。ところが、なんと『斜視』の初版が刊行されて三十六年を経た一九三九年に、シャバスはワースの理論に疑問を抱き、融像能力は、子ども時代に発達する一連の反射反応によって左右されるのだと主張した。つまり、眼位をそろえる手術は、二歳までに行なわれて目のずれがきちんと矯正された場合にかぎり、反射反応の発達をうながす、という主張だ。シャバスは経験の役割を見なおす扉を開いたが、立体視力の発達に関しては、あくまでも早期の経験だけが影響をおよぼすものと考えた。立体視力の発達にはやはり素質が支配的な役割を果たすが、環境も重要な貢献をしているのだ、と。

のちに、二十世紀後半に行なわれた神経の発達に関する科学的な研究が、シャバスの考えを裏づけた。新生児の脳は白紙状態でないことが実験によって示唆されたのだ。それどころか、脳回路の大部分は、誕生時か人生のごく初期にはすでに確立されていることがうかがえた。たとえば、一九五一年に発表された論文のなかで、発生生物学者でノーベル賞受賞者でもあるロジャー・スペリーが、魚類や両生類の目と脳を結ぶ神経回路は〝配線が固定化されている〟ことを実証した。ぞっとするような実験において、スペリーは、カエルの目をはがして上下さかさまに再移植した。手術後に、頭上を飛ぶハエを捕まえようとしたとき、カエルは舌を上に伸ばしてハエをたたくのではなく、下に伸ばして地面をたたいた。何度ハエを捕まえるのに失敗しても、その習性を変えなかった。スペリーのこうした研究は、カエルとイモリについては目と脳の配線を変更できないことを示し、ひいては、人においても視覚の配線が固定化されている可能性を示唆した。

ほかの習性については変更が可能なものもあるが、その変更をもたらせるのは、誕生してすぐの狭い期間に生じた経験にかぎられる。そうした習性のひとつ、刷りこみと呼ばれるものは、一八七三年に博物学者ダグラス・アレグザンダー・スポルディングが最初に気づき、一九三〇年代に、偉大な動物行動学者コンラート・ローレンツが詳しく研究した。ローレンツはお気に入りの被検体である数羽のハイイロガンとともに暮らしていた。ハイイロガンの雛は、孵ったとき最初に姿を見るか声を聞くかした生物を自分たちの母親として刷りこむ、つまり母親だと思いこむ。もし、雛が見るか聞くかした最初の生物がローレンツなら（彼はアヒルやガンの鳴きまねが自在にできた）、ガンの雛は彼を〝刷りこみ〟して、どこへでもあとをついてまわる。ローレンツを刷りこみした雛が、本物の母親に忠誠の対象を移すことはけっしてない。ごく早期の経験によってのみ恒久的に変更される習性の一例が、この刷りこみという現象だ。また、いくつかの機能については誕生時か誕生後すぐの時期に神経系の配線が固定化されることを示す手がかりのひとつでもある。

両眼性ニューロンの発見

以上のような実験結果や見解をもとに科学者たちが議論しているなかで、デイヴィッド・ヒューベルとトルステン・ウィーセルは哺乳類の視覚系に関する研究を始めた。ふたりは一九五八年にジョンズ・ホプキンズ大学ではじめて一緒に実験を行ない、一九五九年にハーバード大に研究室を移したのちも二十四年間にわたって共同研究を続けた。生物学史上並はずれて実り豊かな共

図８－１　ヒューベルとウィーセルの最初の論文に掲載されたネコの視覚野におけるニューロンの活動を記録した図の一例。下のほうの横線は、ニューロンが光のパターンに刺激されている時間を示す。このあいだに、ニューロンがインパルスを発する。（D・H・ヒューベルおよびT・N・ウィーセル、1959年、「ネコの一次視覚野（線条皮質）における個々のニューロンの受容野」生理学ジャーナル148号、574～591ページ、ブラックウェル出版）

同研究だ。ふたりは動物の脳で個々の神経細胞（ニューロン）が発する神経インパルスを記録する手法を開発した。この手法は、体を傷つけるので人間に用いることはできない。神経インパルスの記録は心電図の波形に似ていて、視覚ニューロンがいつ活性化して光に反応するのかを示してくれる（図８－１）。

ヒューベルとウィーセルが視覚野ニューロンの研究に用いた動物は、猫《ねこ》（被検体が入手しやすいから）とサル（視覚系がわたしたちのものに似ているから）だった。ふたりは主として一次視覚野、つまり視覚情報を最初に受けとる皮質領域を調査した。そして、光のパターンに対する個々のニューロンの反応を観察することで、その背景となる視覚神経メカニズムの一端を解明した。たとえば、個々のニューロンの活動がいかに物体の輪郭をわたしたちに認識させたり、さまざまな色を見分けさせたりしているのかを調べた。ふたりが生後間もない動物を対象に行なった実験は、〝素質か環境か〟という議論にも貢献している。というのも、ローレンツをはじめとする動物行動学者らが唱えた主張、すなわち、ごく初期の脳は白紙状態《タブララサ》ではないという主張を裏づけたのだ。哺乳類の脳は、視覚系も含めた大部分が、誕生前か誕生後間もない時期にすでに配線されている、と。

一次視覚野において、ヒューベルとウィーセルは両眼性のニューロンを発見した。このニューロンは、左右両方の網膜の対応領域からもたらされた情報に反応して神経インパルスを生じる。たとえば、ある両眼性のニューロンは左右の目の中心窩から情報を受けとり、べつのニューロンは、左右の目の中心窩から右へ二度、下へ三度ずれた領域の情報を受けとる。ところが、ふたつの網膜の同じ位置からの情報はぴったり同じではないかもしれない。左右の目はべつの空間にあるため、それぞれがわずかに異なる世界観を報告する。立体的にものを見るためには、このわずかなちがいに敏感でなくてはならない。視覚野の両眼性ニューロンのなかには、左右の網膜からもたらされる情報のちょっとした相違を敏感に認識するものがある。ヒューベルとウィーセルが〝両眼性の奥行きニューロン〟と呼んだこれらの細胞は、立体的に物を見る能力にとって重要な要素だ。

二十五年間にわたるめざましい共同研究において、ヒューベルとウィーセルは、斜視や弱視など幼児期に一般的な障害が視覚回路の発達におよぼす影響を調べはじめた。そして一九六五年に、斜視に関するきわめて重要な論文を発表し、そのなかで、片目の内側直筋《ないそくちょくきん》、つまり目を鼻のほうへ内転させる筋肉を切断して、幼い子猫《ねこ》を外斜視に仕立てた。目が外に開くせいで、子猫のふたつの目の融像がさまたげられるようになったわけだ。その後、ヒューベルとウィーセルが視覚野のニューロンを記録すると、両眼性のニューロンはひとつも見つからなかった。代わりに、ニューロンは左右どちらかの目だけに反応した。そこでふたりは、この猫たちには立体視力がないものとみなした。

ほかの多くの視覚科学者たちが、ヒューベルとウィーセルの実験パラダイムの条件を変えて実験を行ない、どの実験もすべて同様の結果をもたらした。生後間もなく人工的に斜視を誘発された動物は、どうやら、〝単眼性の脳〟の持ち主になるらしい。そのニューロンは左右ふたつの目ではなく、どちらか一方の目にしか反応しない。科学者たちにとってひときわ驚きだったのは、こうした結果がごく幼い動物にだけ生じたことだ。もう少し年をとった猫を斜視にしても、ニューロンは両眼性のままだった。

ヒューベルとウィーセルの研究は、手術によって人間の斜視患者の立体視が促進されるのは、二歳までに眼位がそろう場合にかぎられるというシャバスの主張を裏づけた。一九六〇年代まで、五歳以下の斜視の子どもに眼位をそろえる手術が行なわれることは、一般的にはなかった。ところが、これら動物を使った研究結果もひとつの要因となって、外科医たちはしだいに手術の実施年齢を下げはじめた。やがて、生後一年めに手術で眼位がそろってそのまま ずれが生じなかった子どもたちのうち、およそ半数が、ある程度まで立体視力を発達させたことが判明した。

ヒューベルとウィーセルの研究と外科手術による結果を合わせると、実生活での経験、たとえば眼位のそろった目で見るか内斜視の目で見るかといったことが脳の配線を変更できるのは、幼児期の一定の期間にかぎられるものと考えられた。わたしたちは一生をつうじて新しい能力を体得していくが、立体的に物を見るといった基本的な知覚能力およびその背景となる神経回路は、人生の最初の数年で恒久的に確立される、と。実のところ、斜視および視覚の発達に関するヒューベルとウィーセルの革新的な研究のことを知っていたからこそ、わたしは自分があらたに立体視力を獲得したことを何度もくり返し疑ったのだ。シナプスと学習に関する自分の研究から、視覚の変化を説明するメカニズムを考えだすことはできたものの、ほかの科学者たちを納得させられる自信はなかった。そこで、この研究の大もとを直接あたるのがいちばんだと考えた。

不安におののきながら、わたしはデイヴィッド・ヒューベル博士に手紙をしたため、その後ほどなく返事を受けとり、ほっとした。博士はわたしの体験談を疑ったり否定したりしなかった。それどころか、視能療法をこのまま継続すれば、立体視力が向上しつづけるのではないかと考えていた。この返信と、それに続くわたしとのやりとりのなかで、ヒューベル博士は、眼位をそろえることが視覚回路にどんな影響をもたらすのか調べる目的で、動物たちの斜視を矯正しようと試みたことは一度もないのだと説明した。手術で眼位をそろえるのはむずかしいし、まして、動物に視能療法を施すのは不可能に近いと思えたからだ。というわけで、斜視が両眼視の回路におよぼす影響が恒久的であるかどうか、彼は確信が持てずにいた。しかし、臨界期の線引きを正確に行なうには、皮質の配線におよぼす斜視の影響が一定の年齢を過ぎると取り消せないことを実証する必要がある。実のところ、デイヴィッド・ヒューベルは著書『脳と視覚』のなかですでにこの点について懸念を示し、次のように述べている。「本研究で欠けているのは、斜視のネコまたはサルについて長期的な観察で得られる知識と、サルにおいて斜視の目が回復する可能性の追究である」

両眼性の奥行きニューロンは新生児の視覚野にすでにあるのではないかと、ヒューベルは考えた。わたしはごく幼いころから斜視だったが、それでも、両眼性のニューロンを完全には失っていなかった。立体視を行なえる位置に目を動かすすべを身につけたとき、ようやくこれらのニューロンに、本来受けとるように配線されていた情報が与えられた。つまり、素質（生まれつき備わっていた両眼性の脳内配線）と環境（目の動かしかたを学びなおす能力）が手を結んだことで、新しい視覚がもたらされたのだ。ヒューベルのこうした見解は、わたしの推論に自信を与えてくれた。というのも、講義のなかで、立体視の獲得メカニズムとして可能性のあるものを述べたその日、まさに同じ発想をしていたのだ。

潜在していた立体視力

人間の新生児の視覚ニューロンを記録することはできないが、動物を使った室内実験から、両眼性のニューロンはたしかに誕生時に存在することが示唆されている。たとえば、網膜視差に敏感な両眼性のニューロンが、生後一週のアカゲザルにおいて発見されている。これは神経インパルスを記録しうる最も早い時期だ。人間の場合、新生児の斜視はたとえ見つかるにせよごくまれであるから、内斜視の子どもでも両眼性の奥行きニューロンが正常に備わった状態で生まれるものと思われる。

だが、両眼性のニューロンが備わった状態で生まれるにせよ、赤ん坊は生後およそ四カ月になるまで立体視の能力を示さない。わたしがこの見解に心から納得したのは、昨年の夏、幼い赤ん坊がはじめて立体視の徴候を示したのを自分の目で見たときだ。ちょうどピクニックの最中のことで、友人がわたしと話しながら二歳のわが子をあやしていた。その赤ん坊は母親の胸に抱かれて楽しそうにしていたが、友人がわたしに話しかけようとふり向いたとたん、大声で泣きはじめた。友人はいらだちと疲れを顔に浮かべた。「赤ちゃんを抱かせて」とわたしは言った。「たぶん、きげんを直せると思うわ」彼女が息子をよこしたので、わたしはその体を抱きかかえてくるりと回し、頭上に低く垂れさがった木の枝をじっくりと眺めさせた。うれしいことに、男の子は泣くのをやめ、目を丸くして木を見つめた。たぶん生まれてはじめて、木々のあいだの空間と、枝が自分に向かって突きだしているさまを目にしたのだろう。「あなたが何を見ているのか、ちゃんとわかってるわ」と、わたしはその子に話しかけた。「目をみはるような眺めよね?」

両眼性の奥行きニューロンが誕生時にすでに存在するのなら、そして生後二、三カ月になるまで斜視が出現しないのなら、ひょっとして、内斜視の乳児もはじめのうちは立体的に物を見る能力があるのだろうか。わたしは好奇心に駆られ、サウスウェスト網膜財団のアイリーン・バーチとデイヴィッド・ステイジャーが一九八〇年代に発表した研究論文に目をとおした。このふたりの研究者は、視覚が正常な赤ん坊に立体視の〝選好注視〟実験をあらかじめ行なっておいて、それと同じ実験を内斜視の赤ん坊にも行なった。斜視の乳児の場合、正常な乳児とちがってふたつの目の視野が重ならないので、実験に参加した赤ん坊には、左右の目の視野をそろえるために特別なプリズムめがねをかけたうえで、二枚のステレオグラムを提示した。一枚は平面的に見え、もう一枚は立体的に見えるものだ。立体視力のある赤ん坊だけが、平面と立体の区別をつけられる。実験に参加した内斜視の子どもたちは、立体的なステレオグラムを見ることを好んだ。内斜視の子どもでも生後四カ月くらいなら、三次元で物を見ることができるのだ。ただし、その後の数カ月間で、彼らはこの能力を失ってしまう。

この実験では、斜視の赤ん坊はプリズムめがねのおかげで左右の目の像を融合させることができた。めがねなしの状態では、ふたつの目の視野がうまくそろわず、複視か視覚混乱を経験する。そうなると、片方の目の情報を無視してひとつだけの世界観を得やすくするために、無視したいほうの目をいっそう内転させることが多い。その結果、脳の両眼視回路が弱まってさえぎられる。

斜視の脳において、両眼視回路が消滅するのではなく抑制されているのなら、斜視の人でも立体視が可能になる状況があるかもしれない。事実、何人かの斜視の人が、一度だけちらりと、立体的な奥行きをもって物が見えたと話してくれた。彼らはその瞬間をけっして忘れず、ごく細かい部分まで思い出せるという。リチャード・ザックはごく幼いころから内斜視で、六歳のときにようやく手術を受けたものの、〝立体視力がない〟状態だった。ところが四十代後半のある日、仕事の一環で、とある光学研究所が実演中の３Ｄディスプレイを見るためにシャッター式立体めがねをかけた。そして、びっくり仰天した。人生ではじめて物が立体的に見えたのだ。だが、その効果はほんのつかの間だった。同じように、スティーヴ・ペレスもまた、斜視のせいで〝恒久的に〟立体視力を失ったものとみなされていた。ところが、十代のある夜、３Ｄレーザーのライトショーに出かけたとき、ひどく苦労したすえにほんの一瞬、物が立体的に見える位置に目を動かすことができたという。彼の話を聞いて、わたし自身の記憶がよみがえってきた。一度は子どものとき、一度はティーンエイジャーになってからのことで、一枚の葉っぱをすぐ近くから見つめていると、その葉っぱが自分のほうへ飛びだしてきたのだ。当時はそれが立体視だとは知らなかったが、あまりに思いがけなくて驚異的な光景だったため、いまも鮮明にそのできごとを覚えている。

こうした体験談に関連してくるのが、ひと握りの両眼視の研究者や検眼医が斜視の人を対象に行なった研究だ。彼らの実験は、眼科医の診療所で用いられる一般的な検査では立体視がないとされた斜視の人でも、全体をぼんやり眺めているときや、周辺視野で動いている対象を見つめたときに、場合によっては立体視ができることを実証した。ところが、これらの実験結果は、臨界期という概念への信頼が厚かったのと、動物を使った研究のやりかた（後述を参照）に限界があったため、ほとんどの科学者や臨床医から無視されてきた。げんに、フレデリック・ブロックもこう記している。「斜視の患者のほぼ全員に、ときおり両眼視を保てる瞬間がある。これが広く一般に知られないのは、ひとえに、わたしたち［目の医者］の大半がこの事実を掘り起こしてこなかったからだ」

ブロック医師をはじめとする検眼医が、患者が持つ潜在的な立体視力を活性化させるために用いた方法のひとつは、大きな立体画を壁に映すことだった。患者は偏光めがね、または赤青の立体めがねをかけているため、左右の目がそれぞれひとつの絵しか見えず、ふたつの絵を融合させてひとつの像を作らざるをえなくなる。ブロック医師が用いた立体的な絵はかなり大きくて、視野のかなりの部分を覆っていた。こういう状況下なら、斜視の人がはじめて立体的に物を見る可能性は高い。時間を費やして訓練を重ねれば、もっと小さくて緻密な図でも融合できるようになる。

視能療法は、斜視の人の脳内で眠っていることが多い立体視の能力を引きだすものだ。残念ながら、斜視の動物を対象にした前述の実験は、こうした潜在的な両眼視力をどうやっても明らかにできないように設計されていた。これらの実験のほとんどは、視野の中心から五度の範囲に反応するニューロンしか記録していない。このニューロンの〝受容野〟はきわめて小さく、中心視野のごく狭い領域に落ちる光によって活性化される。かたや、中心からややはずれた刺激に反応するニューロンは、もっと幅広い領域に落ちる光によって活性化される。両眼性のニューロンがふたつの目の情報を結合させるためには、左右の目の受容野が重なりあわなくてはならない。こう説明すればすぐにぴんとくるだろうが、眼位がそろっていない場合、中心部のニューロンの小さな受容野はなかなか重なりあわないが、中心からはずれた周辺ニューロンの大きな受容野は重なりあうことがある。したがって、斜視の影響は、中心部の（受容野の小さい）両眼性ニューロンから周辺の（受容野の大きい）両眼性ニューロンへと広がっていくはずだ。こう考えると、動物実験のデータは、中心部のニューロンにほぼ限定して得られたものなのに、ニューロンの両眼性におよぼす斜視の影響を視覚野全体にわたるものと過大評価し、斜視であっても両眼視ができる可能性を過小評価している恐れがある。

早い話が、人間を対象にした研究では、両眼にいくらか視力があれば、斜視の人でもある程度は両眼性の機能を持つことが実証されているのだ。視覚分布図《スペクトル》の一方の端には、ほぼ片目だけに頼っている人がいて、反対側の端には、左右の目をほぼ完璧に協調させて使う人たちがいる。検眼医のポール・ハリスは、このスペクトルを〝両眼視の連続体〟と呼ぶ。視能療法によって両眼視力が向上すれば、この両眼視の連続体上に占める位置が移動する。どこまで移動できるかは、その人がどの程度まですでに自分の視覚障害に順応しているかに大きく左右される。

人によっては、視能療法だけでは安定的な両眼視力を得ることができない。パット・ダフィは幼いころから軽い斜視だったが、断続的にしか症状が出なかったので、治療を受けずにいた。ところが、四十二歳のある日、目が覚めたら、物がつねに二重に見えるようになっていた。そのうえ、斜視のほうの目だけで見ようとすると必ず吐き気を覚えた。脳のCT検査など、いくつか検査をして命に危険をおよぼす徴候はないことがわかったので、パットはルッジェーロ医師のもとで視能療法を始めた。なのに一年経ってもまだ、物が二重に見えていた。とはいえ、ひとつだけ明るい変化があった――斜視の目だけで見ても、吐き気を覚えなくなったのだ。ルッジェーロ医師が眼科医を見つけてくれたおかげで、パットは二〇〇七年の夏に手術を受けた。麻酔から目覚めたとき、複視は消えていた。すばらしいことだが、ひどく疲れたときにはやはり物が二重に見えた。そこでルッジェーロ医師のもとをまた訪れたところ、今回は、視能療法が大きな効果をもたらした。パットはいま、立体的なひとつだけの視野で見ている。

パットの体験談から、斜視の治療における重要な問題が浮かびあがってくる。視覚上の問題を解決するために、彼女は異なるふたつのタイプの医者の専門的技能を必要とした。外科手術を施す眼科医と、視能療法を設計・実施する発達検眼医だ。これらふたつのグループはふつうは協力関係を持たず、そのせいで斜視の人の多くが、必要とされる総合的な治療を受けられずにいる。

わたしもまた、眼位の矯正手術を受けたにもかかわらず、片目の情報を抑制しつづけた。手術によって両眼融像できる位置に目が移動したとはいえ、立体的に物を見るやりかたを学ぶためには視能療法が必要だった。つまり、前述の〝両眼視の連続体〟において両眼視から遠ざかるほうへ移動していたわけだが、いまは視能療法によって向きを変え、両眼を完璧に協調させるほうへ進んでいる。素質と環境、生来の脳回路と学ぶ能力とが手に手を取りあって、かけがえのない視覚をわたしにもたらしてくれたのだ。

弱視神話

素質と環境、そして臨界期をめぐる議論が最もよく持ちだされる分野は、弱視の治療だろう。弱視とは、視力が弱い状態であるがたいていは片目だけであり、めがねやコンタクトレンズでは矯正できず、目の病気が原因ではないものをいう。弱視は全人口のおよそ二・五パーセントに見られ、四十歳以下の人口においては、ほかの目の病気やけがをすべて合わせたよりも、片目の視力を失う事例が多い。

現在高校生のケイトリン・ロネインは、かつてルッジェーロ医師の患者であり、弱視の一種を抱えていた。彼女の左目は幼児期から内斜視で、視力も弱かった。学校では、教科書から黒板に視線を移すのに苦労し、図画と工作の時間がつらくてたまらなかった。六歳のときに眼科医から、視力はずっと弱いままであり、これ以上何もできることはないと告げられた。ケイトリンは、ほぼ片目だけで世界を見る人生を運命づけられたかに思えた。

ケイトリンの眼科医がこの判断をくだした要因のひとつに、一九六〇年代から七〇年代にかけてヒューベルとウィーセルが先鞭をつけた科学実験の結果がある。ヒューベルとウィーセルは、片目が生まれつき白内障である子どもたちは、水晶体の濁りを取りのぞいて器質的に正常にしても目の機能的な視力が回復しないことに気がついた。正常な視力を得るには、どうやら早い時期の視覚体験が重要であるようだ。はたして視力の喪失をもたらすのは、目そのものの障害だろうか、それとも脳の神経回路だろうか、とふたりは考えた。それを確かめるいちばんの方法は、動物の先天的な弱視の目を刺激したうえで、視覚野ニューロンの記録を行なうことだ。

ヒューベルとウィーセルは、生まれて間もない猫やサルの片目に覆いをあてた。つまり、これらの動物は〝単眼遮閉された〟状態になる。数日または数週間、さらには数年経ってから、目の覆いがはずされて、その視覚野ニューロンが記録された。正常な個体の場合、ほとんどのニューロンが左右ふたつの目に反応するが、単眼遮閉された猫の場合は、ほぼすべてのニューロンが、覆いをあてていなかったほうの目だけに反応を示した。ところが、この動物たちがまだ幼いうちに状態を逆にして、ふさいでいたほうの目をあけ、あいていたほうの目をふさいだところ、視覚野ニューロンに変化が起きた。ほとんどの個体が利き目を切りかえて、その時点で見えるほうの目だけに反応したのだ。

斜視の実験と同じく、利き目の切り替えはごく幼い時期にしか起こらなかった。おとなの動物の片目を覆っても、ニューロンの活動に変化は見られない。両眼に反応するニューロンの割合は、以前と変わりがないのだ。サルの場合、利き目の切り替えが最も劇的に起こるのは、生後三週から六週のあいだに単眼遮閉したときだった。この期間は〝臨界期〟と名づけられたが、のちにこの単語の定義が拡大され、人生の初期において脳の回路に経験が最大の影響をおよぼすと思われる段階を指すようになった。

ヒューベルとウィーセルは、単眼遮閉された動物についての発見を人間の子どもの一般的な弱視にあてはめて考えなかったが、多くの医師はちがっていた。医師や科学者の大半が、次のように推測した。弱視の人の視覚系のほとんどは、誕生後すぐに片目がふさがれた動物と同じで、脳回路に根本的な変化が生じている。八歳を過ぎた人間が弱視になることはめったにないため、視覚回路はおそらく、この年齢以降には変化しないだろう、と。彼らの過ちは、弱視が生じる〝臨界期〟と、回復訓練が可能な〝臨界期〟が同じであると推測したことだ。脳の可塑性には、どうやら年齢制限があるらしい。そのため、今日では、弱視の患者のうち年齢がやや上の子どもとおとなは、これ以上施せる治療は何もないと告げられる。それどころか、この結論に納得しないで年配の弱視患者の視力をみごと回復させた発達検眼医は、ともすれば、詐欺師かにせ医者のレッテルを貼られかねない。

だが、ヒューベルとウィーセルの単眼遮閉の実験は、ほんとうに、人間における一般的な弱視の規範例となりうるのだろうか。動物実験では、誕生時に片目が弱視だったときの影響を再現しているが、こうした状態、すなわち遮閉弱視と呼ばれる状態はごくまれで、子どものわずか〇・

〇三パーセントにしか出現しない。これよりはるかに一般的な弱視は、斜視または不同視と呼ばれる状態から生じるものだ。

弱視のなかには、斜視の人が片目だけで物を見ることによって生じるものがある。幼い子どもが片方の目だけで、それもずっと同じ目だけで物を見て、もう一方の目は内転させていると、内転させたほうの目の視力が弱まる。これが、前述のケイトリン・ロネインや、はじめて立体的に見た物が昼食のサラダだったシンディ・モンターに生じた現象だ。斜視は誕生時には存在せず、生後二、三カ月ごろに現れるが、斜視に順応したせいで生じる弱視の場合は、それよりものちに現れる。したがって、単眼遮閉の実験に使われた動物とは異なり、斜視性弱視の子どもたちは、人生の初日から片目の視力をすっかり奪われているわけではない。

もし、片方の目がもう一方に比べて著しい遠視であるなら、遠視の目はおそらく、つねに焦点が合わない状態だろう。この場合、遠視の目に不同視性弱視と呼ばれる弱視を生じることがある。人間は生まれたときには視覚が鮮明ではなく、生後三年ないし五年かけて一・〇の視力を発達させるので、このタイプの弱視は人生のごく初期にはほぼ存在しない。

単眼遮閉の実験結果が人間の弱視のほとんどにおいて規範例になりえない、ということに気づいていた科学者も何人かいる。アンソニー・モヴションおよびリンネ・キオープスらニューヨーク大学の研究グループは、もっと穏健な方法、たとえば片目をレンズで覆って、その目の視力を完全になくすのではなく弱めるという方法で、サルの弱視を誘発させた。すると、当然の結果とも言えるが、単眼視力を完全に奪われた動物たちに比べて、視覚野の回路の変化がゆるやかであることがわかった。一例を挙げるなら、視力を弱めた目と脳を結ぶ配線が、完全に視力を奪った場合よりも多く生き残っていたのだ。これらの結果を総合して考えると、動物実験は脳がいかに配線されているか理解するためには必要不可欠だが、動物実験を一般化させて人間にあてはめる場合には注意を要すると言えるだろう。

弱視は治るか

弱視の治療として最も一般的なのは、弱視ではないほうの目に眼帯をあてるという方法で、その場合、対象は幼い子どもたちだけになる。この治療法は一七四三年という早い時期から、ジョルジュ＝ルイ・ルクレール・ビュフォン伯爵によって用いられていた。〝いいほう〟の目に眼帯をあてる、つまり遮閉することにより、弱視の目と脳を結ぶ配線が強まる場合があるのだ。この治療は、ある意味、ヒューベルとウィーセルの実験に似かよっている。ふたりはまず片目をふさぎ、しばらくしてその目をあけると同時に、もう一方をふさいだが、この操作によって、視覚野ニューロンに伝わる情報もやはり変化している。薬理的な治療、たとえば瞳孔拡大作用のあるアトロピンを用いて〝いいほう〟の目の視野をぼやけさせる方法などによっても、子どもはやむなく弱視の目を使うはめになり、眼帯をかけるのと同様の効果がもたらされる。こうした遮閉治療の欠点のひとつは、遮閉していないほうの目の視力を回復させるために、遮閉したほう、つまり〝いいほう〟の目が犠牲になりかねないことだ。つまり、片目がよくなるにつれて、片目が悪くなってしまう。

さらに言えば、眼帯をかけると両眼視および立体視に悪影響をもたらす恐れがある。げんに、トルステン・ウィーセルも、視覚の研究でノーベル賞を受賞したときの演説でこの懸念を述べている。また、アメリカ政府の資金を受けた小児眼病研究グループが、最近の研究で、眼帯をかける治療法に成功した患者の四分の一が、治療を終えた一年後に、回復したはずの弱視の目の視力を再び失ったことを発見している。おそらく、患者が相変わらずふたつの目を同時に使っていなかったせいで、視力を喪失したのだろう。もっと思いきった、またはまったくちがう治療法が必要だ。

ケイトリンの母親は、娘の目はずっと視力が弱いままだと告げられたとき、ほかの母親と同じように、けっしてあきらめなかった。そして、ルッジェーロ医師を見つけた。医師はケイトリンと母親にこう説明した。弱視の目はさまざまな意味で弱い。ただ視力が弱いだけでなく、空間感覚にゆがみを生じ、対象物を正確に追えず、手の動きを導く能力が弱いことが、科学的な研究によって判明している。弱視を矯正するには、目と脳のさまざまな機能を鍛えなくてはならない。

というわけで、ケイトリンはまず弱視のほうの目で数多くの訓練をこなし、それから弱視でないほうの目、そしてまた弱視の目、というふうに段階を経ていった。弱視の治療法として視能療法士が考案する訓練の数は、療法士の想像力が尽きないかぎり限界に達することはない。たとえばケイトリンは、着色された米粒を片目だけでひろってそれを色ごとに類別する訓練や、ヤーツィーなどのさいころゲームをごく小さなさいころで行なう訓練を受けた。

二〇〇七年に、ロバート・ヘスをはじめとするマギル大学の研究グループが、弱視の人が弱視の目からの情報をすべて無視しているのではないことを示す論文を発表した。それによると、弱視の目がもたらす情報は、ひどく弱いせいで全体への貢献が小さいのだという。したがって、弱視の治療においてはいいほうの目を眼帯ですっかり覆うのではなく、不利な条件下に置くほうが望ましいと彼らは主張する。この方法なら、ふたつの目の情報量にバランスがとれ、患者はふたつの情報を均等に用いるすべを身につけるだろう。実のところ、これは過去四十年にわたって発達／行動検眼医たちが用いてきた基本戦略だ。彼らは〝両眼視野における単眼固視（ＭＦＢＦ）〟と呼ぶ一連の訓練法を開発し、ルッジェーロ医師はこのＭＦＢＦ訓練のいくつかをケイトリンに受けさせた。

ＭＦＢＦ法では、どちらの目もふさがない代わりに、弱視にだけむずかしい課題を与える。たとえばケイトリンは、第五章で説明したような〝ウォールゲーム〟を行なった。この訓練では、ボード上に並んだ赤い電球を見つめる。一度にひとつの電球が点灯し、ケイトリンがその光を見つけてたたくと、次の電球が点灯し、それをたたくとまた次が点灯する、というふうに続く。ケイトリンはこの訓練を、赤青めがねをかけて行なった。赤いレンズが覆うのは弱視の目なので、点灯した電球の光は、この弱視の目でしか見ることができない。したがって、光を見つけてたたくためには弱いほうの目を使わざるをえず、いっぽうで〝いいほう〟の目、つまり青いレンズで覆われた目は、光は見えないが周辺環境は見ることができる。こういう状況下なら、ケイトリンの習慣的な物の見かたを逆転させうる。というのも、弱視の目はふだん、よく見えるほうの目に仕事を譲っているからだ。こうした訓練法は、両眼の情報をバランスよく受けいれてひとつにまとめる能力をうながす。課題をうまくこなせるようになれば、これまでの章で述べてきたような、両眼視の訓練に移行できるというわけだ。

ケイトリンは五カ月で視能療法を終了した。その時点から十年経つが、いまなお左右どちらの目も視力は良好で、立体視を保っている。眼位もそろったままだ。

わたしはケイトリンの母親に訊ねた。「視能療法のあとで、ケイトリンの物の見かたが変わったことが、どうしてわかったんですか」

母親の説明によると、ケイトリンは以前、教科書の文字を見たあと視線をあげて黒板を見ることがうまくできなかった。図画と工作の時間には終了時間が待ちきれずそわそわしていたが、視能療法のあとは、塗り絵をやめて寝なさいと言うといやがるようになった。また、母娘で本の読み聞かせをしあうときは、自分から進んで読む役を引きうけた。階段をのぼるときに、首を傾けなくなった。この癖は段差を測るための方策だったが、立体視力が回復したあとは必要としなくなったのだ。だが何よりもうれしかったのは、ケイトリンが自信をもって体を動かせるようになったことで、大好きなダンスに関してはとくにそうだ。

「活発な子ですよ」と母親は言った。「いまは、以前よりうんと動きがなめらかになりました」

視能療法を開始したとき、ケイトリンはわずか六歳だった。もう少し年齢が上の子どもやおとなにも、同じ治療で効果が生じるのだろうか。はたして弱視の人の場合、弱視の目と脳を結ぶ回路は死滅しているのか、それとも、〝いいほう〟の目からの情報が回路をさえぎっているだけなのか。第四章でレッド・グリーンの事例を紹介したが、彼は弱視で、五十代のときにいいほうの目の視力を失った。すると、弱視の目の視力が一・〇にまで回復した。なにも彼の事例が特異なわけではない。ある研究報告では、調査した二百三人の弱視患者のうち三分の一が、その多くは年配のおとなであるにもかかわらず、もう一方の目の視力が失われたあとで弱視の目の視力が著しく回復している。もちろん、〝いいほう〟の目を失うことは、弱視の治療法とは呼べない。それでも、レッドの体験談や前述のような研究結果から、弱視の目と脳を結ぶ回路は、臨界期後かなり経ってもなお生存しつづけていることがうかがえる。ただし、おそらく、その回路は弱いうえに抑制されているだろう。

少なくとも過去半世紀にわたる科学文献のなかに、おとなの弱視でも治療可能なことを示す証拠が埋もれている。早いものだと一九五七年に、カール・クップファーが、眼帯をあてる治療法と視能療法を組みあわせた結果、四週間後におとなの弱視患者の視力が著しく回復したことを示す論文を発表していた。一九七七年のある論文では、マーティン・バーンバウムらの研究グループが、弱視に関する二十三本の論文を精査し、あらゆる年齢層において視力の回復が見られたことを報告していた。悲しいかな、こうした研究結果はいまなお無視されつづけている。多くの医師がいまだに、弱視の治療は幼い子どもにしか施せないと信じているのだ。

まさにこのせりふを、幼少期から不同視性弱視だったジョアン・レスター博士は、くり返し聞かされつづけていた。ところが、六十五歳になって、発達検眼医に診察してもらってはどうかと友人から勧められた。そこで、〝キャロル・ホンとクリスティーナ・スタスコ医師の診療所〟を訪れ、ジュリー・キム医師の診察を受けた。キム医師は、検眼学による視能療法の訓練プログラムを処方した。長いあいだ使われずにいた弱視の左目を、いかに右目と対等なパートナーとして使うか、そのやりかたを教えるプログラムだ。視能訓練を六回受けたのち、レスター博士は左目にコンタクトレンズをつけられるようになった。はじめてコンタクトレンズをつけたときの体験を、彼女は次のように述べている。「ふいに、世界が輝きを増した。説明しようのない喜びが爆発するのを感じた。『まあ、なんてことかしら』と、わたしは金切り声をあげた……なんだか、ともづなを解かれて地面の上を漂いだしたようで、くらくらした」レスター博士は毎朝、コンタクトレンズを弱視の目にはめるたびに、同じく突然の〝説明しようのない喜び〟を覚える。そして叫びたくなる。まるで、あらたな恋に落ちたときのように。友人たちは、レスター博士はいまや別人みたいで、新しい冒険に対する好奇心や熱意が高まったと話す。六十七歳のいま、彼女は引退する気など毛頭ない。

主として二十一世紀に入って行なわれたいくつかの科学的調査が、レスター博士の事例の大きな裏づけとなっている。これらの調査から、成熟した視覚系はかつて考えられていたよりも可塑性が大きいことがうかがえるのだ。たとえば、ラットの成体を栄養価の高い環境に置くと、幼少時に単眼遮閉によって生じた弱視の目が回復する。ラットの成体を三日から十日ほど暗闇で過ごさせても、単眼遮閉の影響は消える。デニス・リーヴァイとウーリ・ポラットが一九九〇年代なかばに先鞭をつけた、人間の弱視患者における〝知覚学習〟のさまざまな研究で、おとなの患者でも弱視の目の視力が回復することが証明されている。たとえば直線の小さな切れめを見つける訓練や、やや明るめの背景に描かれたかすかな線を認識する訓練によって、おとなの弱視の目であっても視力が回復することが判明した。眼帯をあてる療法とは対照的だが、視覚療法とは結果が同じで、〝いいほう〟の目の視力を失うことなく弱視の目の視力が回復したのだ。

患者によって最善の治療法が異なるとはいえ、ひとつだけ、変更すべき治療の基本原則がある。幼児期の脳は可塑性が高くて治療への反応もいいだろうが、だからといって、人生ののちの段階における回復の可能性を排除することにはならない。もちろん、効果が望める治療法なら——手術であれ、めがね、遮閉、あるいは検眼学による視能療法であれ——可能なかぎり年齢の低いうちに用いたほうがいい。たとえば乳児斜視の手術は、眼位のずれが生じてから三カ月以内に安定的にそろえることができるなら、最も効果的な治療になる。だが、斜視の発生から三カ月以内というのは、きわめて短い期間であり、患者の多くはこの時期を逃してしまう。

乳児斜視の患者のうち、二歳以降に手術を受けて立体視を発達させた人はわずか二十パーセントにすぎない。これに対し、乳児斜視の患者の三十八〜五十パーセント、一歳以降に斜視を生じた患者の七十パーセントが、検眼学による視能療法を受けることで立体視を身につけた。年齢が上の子どもやおとなに対する治療は、ただ年をとっているという理由だけで否定されるべきではない。

わたしは視覚の発達における臨界期について十七年ものあいだ講義してきて、ようやく、自分が恒久的に立体視力を失っていたわけではないことを発見した。はじめてルッジェーロ医師の診察を受けたときも、立体視力を得られるとは信じておらず、せめて視線を安定させる方法を見つけたいと願っていた。なるほど、立体視力を得たことが人生でもとくに強烈で開放的な体験になるはずだ。だが、ここで、大きな疑問があらたに湧いてきた。おとなの脳の変化をうながすのは、具体的にどういう状況なのだろう。はたしてわたしの体験は、一般的な回復訓練《リハビリテーション》に適用できるのだろうか。

第九章

視覚《ビジョン》とその修正《リビジョン》

きみのための時間とぼくのための時間、
そして百のためらいの時間と、
百の展望《ビジョン》とその修正《リビジョン》のための時間ならあるだろう
お茶とトーストをいただく前に。

「J・アルフレッド・プルーフロックの恋歌」より

――T・S・エリオット

再発と回復

立体的に物を見るすべを身につけた四年後、わたしは年一回の検診のためにルッジェーロ医師のもとを訪れた。自宅では相変わらず視能療法の訓練を毎日行なっているが、週一回の診療所での訓練は三年前に終えていたのだ。今回、年一回の検診を受けたとき、わたしは病気の父の介護をしていた。だが、精神状態が目の使いかたに影響をおよぼすとは考えてもいなかったので、ルッジェーロ医師に個人的な問題については話さずにいた。医師は遮眼子《しゃがんし》を手にとってわたしの両眼の前で動かし、眼位のずれがないか簡単に検査しようとした。遮眼子を目にした瞬間、わたしは過去の自分、眼科外科医を受診中の斜視の小さな女の子にもどったような気がした。ルッジェーロ医師が遮眼子を顔の前で振って、距離の近いところに焦点を合わせるようにと言った。だが、わたしは無防備で無力になった気がして、なすすべもなくとほうに暮れていた。

ルッジェーロ医師は遮眼子を片方の目の前で動かし、それからもう片方の目に取りかかった。「どうしてかしら?」と彼女は訊ねた。「左の目が内に寄って、鼻のすぐそばにあるわ。こんな動きは、視能療法を始めてからは見かけなかったのだけど」そこでわたしは、父のことを考えながらなじみのある一般的な眼位検査を受けたせいで、子ども時代に引きもどされたのだと話した。もう一回、検査してもらえますか? ルッジェーロ医師がまた検査をしてくれたので、わたしは確固たる意志の力で自分を現在に連れもどした。今回は、ふたつの目はまっすぐそろったままだった。

この経験に、わたしは好奇心とともに恐怖を覚えた。自分はふた通りの物の見かたを身につけている。いまはほぼつねに立体的に物を見ているが、ストレスの多い条件下では、昔の斜視の見かたに逆もどりしかねない。視能療法の経験から、わたしはすでに、視力と空間認識力と動きの三つを合わせて考えないと視覚を理解できないことを知っていた。そして今回の件で、わたしたちがいかに世界を知覚しているか、いかに順応と学習を行なっているかを理解するには、人物全体を——考えて、動いて、感じる人物の全体を——考えないといけないことを知った。

神経系に関する過去の研究、たとえば前章で触れたような研究では、麻酔をかけた動物の脳を記録することが多かった。麻酔の影響下にあるなら、覚醒状態での脳の活動を調べたことにはならない。これらの実験は神経回路について膨大な量の情報を提供してくれたが、いかに動物が学習し変化しうるかについては、部分的にしか説明していない。活発に動いている動物、または集中力とやる気を持った人間を研究の対象として加えれば、あらたな物語が浮かびあがるはずだ。

示唆に富んだ著書『サイボーグとして生きる』で、マイケル・コロストは、幼いときから難聴で成人してからはまったく耳が聞こえなかったのに、人工内耳の使用によって、音を聞く方法をいかに再学習したかについて述べている。はじめて人工内耳をとおして音を聞いたときは、キーンという雑音が強くて、ろくに音の意味を把握できなかった。それでも、ほかの大勢の聴覚障害者と同じように、人工内耳を用いて人間のことばを――電話越しですら――理解するすべを身につけた。コロストはこの著書において、いかに聴覚を回復させたか描写したうえで、これをなし遂げる過程は、正常な赤ん坊の聴覚とは異なり、きわめて意識的な行為であると主張している。

本書で紹介した人たちやわたしにとって、視覚を変えることは、同じようにきわめて意識的な行為だった。子どもは（おとなに比べてそれほど行為が固定化していないので）ひたすら指示に従って視能療法を受けるだけで大きな進歩を遂げられるが、おとなの場合は、自分が何をどんな目的でやっているのか、はっきり認識したときに最も成果をあげられる。いままでずっと続けてきた世界との関わりかた、すなわち習慣を変えるには、とほうもない自覚と集中を要するのだ。幸いにも、ふつうは、こうした高度な集中がいつまでも求められることはない。より効率的により多くの情報を得られるやりかたがひとたび身につけば、あらたな習慣がこれまでの習慣に置きかわってくれる。

自分で視覚をコントロールして問題を解決していくのは、なんてすばらしい感覚だろう。ブロックひもによって得られたひらめきを、ふたつの目の焦点を同時に同じ場所に合わせたときの、あの歓喜にあふれた気持ちをわたしはけっして忘れない。子ども時代からつきまとっていた視覚の問題にみずから対処できることを知って、信じられないほどの開放感を味わった。わたしは自分の力で視覚を変えることができたのだ。

同じことが、外傷そのほかの身体的な問題から回復した人についても一般的に言える。アラバマ大学のエドワード・タウブら研究チームは、リハビリにいちばん前向きにとり組む患者が、脳卒中からの回復もいちばん早いことを発見した。そうした患者は、弱った手足を日常の作業においていかに使うか計画をたて、行動日誌をつけ、問題が浮上するたびに解決していった。患者たちは自分の力で病気を治す必要があったのだ。

視能療法を始めたとき、訓練があまりに単純かつ簡単でローテクなため、効果がないのではないかと考えた。ところが、それは大きなまちがいだった。視能療法が複雑な器具や立体鏡だけを使って行なう立体視訓練ばかりだったら、身につけた技術を一般化させて日常生活に用いることはできなかっただろう。そうではなく、わたしは、日常生活を送りながら現実の空間にある実在の対象物に目の焦点を合わせる練習をした。じつは、二十世紀なかばという早い時期に、フレデリック・ブロックがこの考えかたの重要性を説いている。斜視の人に正常な両眼視と立体視を学ばせるためには、その人の現在の能力をほんの少し超える程度の課題、実生活で経験する動きとよく似た訓練メニューを与えるべきだ、と。学習に関する最近の科学的な研究を見れば、フレデリック・ブロックが時代に先んじていたことがわかる。

二十一世紀になって行なわれたいくつかの研究で、おとなの神経系はその回路を変えうるが、行動において重要な刺激に反応したときにだけ、変化を生じることが示唆されている。かたや乳児の神経系は、強烈な刺激、または何度もくり返される刺激であれば、どんなものにでも反応して配線を変えうる。たとえばメンフクロウは、ふたつの目を使って林床の小さなネズミを見つけだして捕獲する。ところが、科学者がその目にプリズムをかけると、知覚が混乱する。目はネズミがこの場所にいると告げているのに、耳はべつの場所にいると告げるからだ。幼鳥は自動的に脳の配線を変えて、視覚と聴覚の不整合に対処する。たとえ、かごのなかで餌を与えられていても、狩りで食料を得ざるをえない状況であっても、同じようにこの配線の変化は生じる。成鳥の場合、かごのなかで餌を与えられていると、変化は生じない。ところが、その成鳥が狩りを強いられると、プリズムで変えられた脳の視空間地図に合うように、聴空間地図を調整する。つまり、ニューロンの接合が食料を捕まえられるように変化するわけだが、食料の捕獲は明らかに、行動において重要な問題だ。

脳の回路をいかに変えるか

わたし自身の視覚体験や、脳卒中から回復した患者などほかの人々のリハビリ体験、知覚学習に関するさまざまな研究、動物を使った最近の研究から、臨界期のあらたな定義が示唆される。臨界期とは、行動に関わる刺激のうち、ごく強烈な刺激に脳が反応して変化する時期をいう。幼いころの神経系は受動的で、存在するどんな刺激にも反応する。年齢を経るにつれて、わたしたちは刺激を選り好みするようになる。おとなの脳の配線を変えるには、能動的な学習が必要なのだ。科学者たちは現在、脳のどの領域がこの過程に関わり、その領域がいかにわたしたちの神経系に影響をおよぼすのか、解明しようとしている。

わたしは立体的に物を見るやりかたを身につけるために、脳のなかの進化上新しい領域と古い領域の両方に働きかける必要があった。第六章で示唆したように、わたしの脳の変化のひとつは、視覚野におけるニューロンの接合が変更されたことだ。視覚野は脳のなかにあり、人類では高度な進化を遂げたが、同じ脊椎動物でも関係が遠い親戚においては進化の度合いがかなり低い。この領域はまた、大脳皮質（人類においては大きく成長しすぎて脳の表面をほぼすっぽり覆っている組織）の一部でもある。この大脳皮質には、後頭葉に位置する視覚野のほかにも、感覚野がいくつかある。たとえば側頭葉にある聴覚野や、脳の上のほうにある体性感覚野（体の感覚をつかさどる皮質）などだ。大脳皮質の多くの領域では、経験に応じてニューロンの接合が変化する。それどころか、大脳皮質の配線はわたしたちの行動履歴を反映しているのであり、行動によって絶えず再構築されている。

だが、経験のすべてが、長期間持続する変化を皮質回路に生じるわけではない。経験のなかには、ほかの経験よりも強力なものがある。さまざまな経験に意味と重要性を割りあてたうえで、皮質内の配線を刺激して変化をうながすわけだが、そのさいに、大脳皮質ではない脳領域が重要な役割を果たす。この非皮質の領域は、魚類、両生類、爬虫類、鳥類、哺乳類など、脊椎動物の仲間すべてに共通する組織であり、脳の基底部にある脳幹の一部と、前頭葉にある基底前脳という領域が含まれる。脳幹と基底前脳には、軸索を中枢神経系にくまなく送るニューロンが存在する。ニューロンは軸索の先端で神経修飾物質と呼ばれる化学物質を分泌するが、その物質にはノルアドレナリン（別名ノルエピネフリン）、セロトニン、ドーパミン、アセチルコリンが含まれる。脳の古い領域に属する脳幹と基底前脳は、こうした神経修飾物質を神経系の隅々まで届けることで、睡眠覚醒サイクルや、性的な興奮、全体的な気分、学習、記憶など、基本的な行動と行動の状態に広範な影響をおよぼす。

神経修飾物質をつかさどる領域が活性化すると、大脳皮質の回路に著しい影響が見られる。たとえば基底前脳を刺激すると、音に対する聴覚野の反応のしかたが変わる。モルモットやラットの成体に特定の高さの音を聞かせて、聴覚野におけるニューロンの活動を観察する実験が、これまでにいくつか行なわれている。この場合、音を単純にくり返しても成体の聴覚野ニューロンの反応は変化しない。特定の音に反応するニューロンの割合は、実験を行なう前と同じだった。次に、音を聞かせると同時に、電極で基底前脳を刺激した。すると聴覚野が再編され、その音に反応するニューロンの割合が増えた。つまり、刺激によって基底前脳が活性化すると同時に音が提示されたことで、成体の聴覚野の配線に著しい変化が生じたのだ。同様の結果が、特定の刺激を提示すると同時に、神経修飾物質をつかさどるほかの脳領域を活性化したときにも見られた。これらの領域を活性化することで、神経修飾物質が皮質ニューロンに放出され、そのニューロンが皮質回路の変化を誘発または促進するわけだ。

わたしが両眼の焦点を空間の同じ場所に同時に合わせるすべを身につけたとき、視覚野のひとつひとつの細胞において左右ふたつの目とのシナプスが強化された。では、皮質ニューロンに神経修飾物質が放出されたことで、シナプスの変化がうながされたのだろうか。もしかすると、放出された神経修飾物質が、機能してはいないが完全に失われてはいなかった配線を顕在化および強化させるのにひと役買ったのかもしれない。さらに言うなら、シナプスの変化を誘発、促進したのと同じ神経修飾物質が、その変化を長期にわたって持続させている可能性もある。

もし、視覚の変化に神経修飾物質が関わっているなら、わたしが受けた視能療法の訓練は、神経修飾物質をつかさどる脳領域を刺激するものであったはずだ。動物が油断なくあたりを探っているときや、あらたな刺激について学んでいるとき、あるいは自分の行動への見返りを期待しているときに、脳幹と基底前脳において高レベルのニューロンの活動が観察される。神経修飾物質をつかさどる脳領域の活性化に関して最初に文献を読んだとき、わたしはすぐさま、はじめてブロックひもを体験したときのことを思いかえした。なんといっても、この訓練のおかげで、目の動きと奥行き知覚というふたつのあらたな感覚を体験できたのだ。当時、自分がどこに立っていたのか、目の動きを感じたことをどんなふうに視能療法士に話したのか、はっきりと覚えている。たしか、ちょっと息をはずませていたはず。さらに言うなら、意気揚々としていた。課題をなし遂げたおかげで、大きな成果が得られたのだ。こうした反応のすべてが、神経修飾物質をつかさどる脳領域を強く活性化させたにちがいない。

ヘザー・フィッツパトリックも、はじめてブロックひもで像が〝見えた〟とき、まさに同じような体験をした。二歳から内斜視だった彼女は、ひもがビーズを中心にXの文字を形作っているのが見えたときに、つまり、ふたつの目の焦点を同時に同じ場所に合わせたときに感じたことをこんなふうに描写している。

このXが愛しい！　いったん見えると、脳の感じかたが愛おしくなった。なんだか、水泳中に完璧な腕の構えを見つけて、最小限の力で最大限の推進力が得られたときの感じにちょっと似ている……すべてが協調しあっているという感じだ。自分の脳が目をつうじて世界を見ているのがたしかに感じられるし、そのバランスの完璧なことといったら！

もし、Xが見えた瞬間のヘザーの脳のニューロン活動を科学者が記録していたなら、おそらく、神経修飾物質をつかさどる脳領域が狂ったように発火して、これらの物質を視覚野の細胞に放出し、学習による脳の変化をうながすのを目にしたことだろう。

視覚が変化しはじめたとき、わたしはとにかく、ひとりになって物を眺めたり探究したりしたかった。プラスチック製のコップから突きだしたストローや、建物の天井にめぐらされた配管、ずらり並んだ電柱の列といった、ごくありふれた対象物をただひたすら見つめて何時間も過ごした。驚きと喜びに満ちた眺めがもっと欲しくて、あらたな景色を探しもとめるようになった。たとえば植物が自分のほうへ突きだして見える温室や、個々の彫刻の興味深いくぼみをじっくり眺められる現代美術のギャラリーをよく訪れた。わたしはつねに探検状態にあって、神経修飾物質をつかさどる脳領域を活性化させていた。ひょっとして、赤ん坊の脳があれほど可塑性が高い理由には、すべてが目新しいこともあるのではないだろうか。赤ん坊の神経修飾物質をつかさどる脳領域は、絶えず活発に活動しているのかもしれない。

他の感覚とつなげる

かつては弱かったシナプスが顕在化または復活するという仮説は、ほかの多くの状況における回復、たとえば脳卒中後の体性感覚野の回復にもあてはまる。体性感覚野の個々のニューロンは、体のさまざまな部分の触感に反応する。もし、指の情報を受けとる体性感覚野ニューロンが傷ついたら、その指の触感認識や利用に支障をきたすだろう。だが、その指の使用がとくに求められる訓練を集中的に行なえば、機能の回復につながり、場合によってはまた手を使えるようになるはずだ。

人間の脳の記録はそう簡単には行なえないため、回復がどこで生じているのかを正確に特定するのはむずかしい。とはいえ、サルの脳については、脳卒中を起こしたのちに、その影響を受けた指の使用がとくに求められる訓練をつうじて機能を回復させるようすを記録することができる。訓練のあと、体性感覚野の健康な領域にあるニューロンが、影響を受けた指の触感に反応するようになった。こうしたニューロンの多くは、ひょっとしたら、いままでずっとこれらの指と弱い接合を保っていたのかもしれない。脳を損傷してリハビリを行なったあとでようやく、これらのシナプスが有効になったのだ。

わたしたちの知覚のありかたを考えると、触覚、視覚、聴覚に反応する脳領域のあいだにつながりが存在するのは当然であり、その一部は強力で、べつの一部はおそらく隠されている。わたしたちが視覚のみで周辺環境を認識することはまれで、複数の感覚を組みあわせて一貫したひとつの世界を認識するように知覚を発達させてきた。したがって、触覚情報と視覚情報の両方に反応を示すニューロン、手を伸ばして物体をつかむ能力をつかさどるニューロンが見つかっているのも驚くにあたらない。視覚野ニューロンの一部は、音によって反応を変化させる。つまり、視覚を失った場合、それ以前はもっぱら視覚に割りあてられていた脳の領域を、ほかの感覚が利用できるようになっている。まんいちのときに、いままで隠されていたべつの感覚領域とのつながりが顕在化するのだ。

『盲目の科学者――指先でとらえた進化の謎』と『光と闇を越えて――失明についての一つの体験』の二冊の書籍は、目が見えない状態がどういうものかをみごとに詳述している。『光と闇を越えて』の美しい一節のなかで、ジョン・ハルは、雨の日に庭の表面のちがいによって雨粒がそれぞれ特有の音をたてることや、周囲全体の気配を感じるさいに音がいかに役立っているかについて描写した。目が見える人の場合はほとんど行なわないが、どちらの本の著者も反響を利用している。歩くときに、足音が周囲の物体に当たって返ってくる反響を手がかりにして進むのだという。おそらく、こうした技能の多くは、目が見えるときはたいてい未開発だが視覚が失われると顕在化するシナプスを活用しているのだろう。

事実、生まれつき目が見えないか人生の初期に見えなくなった人の脳を画像診断する研究で、視覚以外の活動に視覚野が使われていることがわかった。たとえばブライユ点字を読むとき、わたしたちは人差し指でページをなぞって、文字を表す隆起を感じとる。もはや驚くことではないが、目が見える人にせよ、見えない人にせよ、ブライユ点字を読むときには体性感覚野が活性化する。驚きなのは、目が見えない人の脳では視覚野も発火するが、目が見える人の脳ではそうならないことだ。〝盲目の科学者〟のヒーラット・ヴァーメイは、卓越した触感を用いて軟体動物、とくに貝の殻を分析し、その進化を研究してきた経緯を著書に綴っている。触感を用いるとき、おそらく彼の視覚野は活性化しているはずだ。触覚や聴覚を伝える脳の部位と視覚野とのあいだにはつながりがあり、このつながりは、目が見える人においては沈黙して効力を発揮しないが、目が見えない人の場合はさかんに活動している。

目が見えない人はきわめて異なる形で世界と関わっているため、目が見える人は、ただちょっと目を閉じるだけでは、目が見えない状況がどういうものか知ることができない。実のところ、そのせいで、目が見えない人のための技術、たとえば耳で聞く交通信号などを設計するさいに誤解が生じている。エンジニアたちは、道を渡っても安全なときにブザー音を鳴らす信号を作れば、目が見えない人は車の流れに対処しやすくなると考えた。ところが、全米視覚障害者連盟は、耳で聞く交通信号がじつは安全を脅かしていることを報告した。ブザー音を鳴らす信号はよぶんな音とまぎらわしい反響を生じ、近づいてくる車の音を聞いてその位置関係を把握するのをかえってさまたげている。交通信号は最善を意図して設計されたはずだが、おそらく設計者たちは、視覚障害者のことを単なる目が見えない人と想定していたのだろう。視覚障害者はむしろ、視覚なしで世界に対処できる脳と技術を発達させた人なのだ。そしておそらく、ふつうとは異なる脳の配線を活用している。

スペインでは、視覚障害者の学校の教師を志望する人は、見えない状態がどういうものか、じかに体験するために目隠しをして一週間過ごさなくてはならない。そして一週間が終わるころには、声や足音によって人を識別する能力が増したことに気がつく。なかには、足音が物に跳ねかえったときの反響を聞くことで、進路上に障害物があることがわかるようになった人もいる。

アルヴァーロ・パスキュアル＝レオーネらハーバード大学の研究チームは、目が見える人に一週間目隠しをして、ブライユ点字や音の高さを識別するときの脳の状態を画像化した。当初、視覚と関わりのないこれらの作業を行なっているとき、視覚野は沈黙したままだった。ところが五日後には、視覚野のさまざまな領域が活性化した。わずか五日間の目隠しによって、触覚系および聴覚系からの情報が、ずっと存在していながらふだんは弱いか沈黙しつづけていた配線を介して視覚野を活性化させたのだろう。ただし、視力が回復すると、この配線は再び遮断されてしまった。

こうした研究から、わたしは、人間の脳の〝配線が固定化されている〟という単語の使いかたに疑問を持った。ほんとうに固定化されて変化しない配線はいったいいくつあって、異なる状況下で変化する配線はいくつあるのだろう。かつて、視覚野は視覚のみに固定化されているものと考えられていたが、視覚障害者や目隠しをされた人を調べた結果、どうやらそうではないことが判明した。わたしたちの脳のなかには未開発の配線が数多くあり、その配線は、たとえば新しい技能を身につけるとか脳卒中から回復するとかいった状況によって活動せざるをえなくなるまで、いつまでも未開発でありつづける。治療においては、これらのシナプスを顕在化させる状況を設計することが、必要不可欠ではないだろうか。わたしの場合、視能療法が、人生のほとんどの期間ずっと効力がなく弱いままだった視覚野ニューロンのシナプスをよみがえらせる環境を提供してくれた。前述の目隠しをする研究でめざましい変化が生じたことを考えると、わたしの脳内で起きた変化は、さほど驚くにあたらないのかもしれない。

おとなのニューロンの可塑性に関する従来の見解はかなり視野が狭いが、その要因のひとつに、科学者や医師たちが室内実験や臨床治療を設計するときの姿勢がある。被験者本人から脳回路だけ切り離して研究しても、ニューロンの可塑性を理解することはできない。その人物の環境に対する順応や反応を考慮してはじめて、ほんとうの意味で、人間の脳の驚くべき可塑性を探究できる。損傷から回復したり、新しい技能を学んだり、知覚を向上させたり、さらにはあらたな主観的な感覚《クオリア》を身につけたりするために、脳は一生のあいだ配線を変えつづけるのだ。

よみがえった視覚

二〇〇八年二月十二日、はじめてプリズムめがねをかける治療を受けてから六年後、わたしはルッジェーロ医師の診療所を訪れて新しいめがねを受けとった。その一年前、医師はプリズムの矯正を半分に減らした。今回の新しいめがねには、プリズムの矯正がまったく入っていない。このめがねをかけて立ちあがったとき、方向感覚がちょっと混乱したが、その混乱はほんの一瞬で消えた。わたしは新しいめがねをかけたまま、車を運転して職場にもどった。どんなふうに自分が物を見ているのかをはっきりと意識しながら。わたしは周囲の景色を一度に把握することができた。どっしりと安定した世界のなかを自分が移動しているのが感じられた。道端の木々の枝が奥行きをもって重なりあい、近くにある山々はただ上にそびえるのではなく、水平方向に広がって見えた。

その日の夜、わたしは立体視の探究において学んだ視能療法の訓練をすべて試してみた。相変わらず、ブロックひものどの部分にもふたつの目の焦点を同時に合わせることができた。そして相変わらず、ベクトグラフの輪縄の像を融合させて、宙に浮かんだ輪縄を見ることができた。そのときまでは、プリズムがないとまた斜視の見かたに逆もどりするのではないかと恐れていた。けれど、それは杞憂だった。

わたしはようやく肩の力を抜き、これまでの過程をつらつらとふり返った。大学ではじめて立体視について知ったときは、自分が立体的に物を見られたら、きっと針に糸をとおしたり、車を駐めたり、テニスボールを打ったりするのがうまくなるだろうと考えた。もちろん、すべてそのとおりになったが、すばらしい三次元の視覚では世界がいかにちがっているか、いかに壮麗に見えるかなど、当時は考えてもいなかった。何よりも重要なのは、自分が幼いころから閉じこめられていた視覚の運命の犠牲者ではないのだと知ったことだ。わたしはみずからの力で視覚を回復させることができた。苦労してあらたに身につけた立体視力は、とほうもない安心感と自信と達成感をもたらしてくれた。わたしはいま、奥行きに満ちたゆるぎない鮮明な視覚で、世界に相対しているのだ。

たぐいまれなふたりの人物の励ましと導きがなかったら、本書を書きあげることはできなかっただろう。検眼医のテレサ・ルッジェーロに感謝を捧げる。彼女の熟練した臨床技術に、仕事についてわたしと何時間も語りあってくれたことに、そして何よりも、自分の手で視覚を回復させられるという事実を教えてくれたことに。

オリバー・サックスにも大変お世話になった。わたしが出した多数の手紙を読んで返事をくれ、さらに『ニューヨーカー』誌に「立体視のスー」という論文を寄稿し、本書には序文を書いてくれた。それから、わたしの体験と同じような視覚体験を持つ人たちの話を見つけだして考察するよう、うながしてくれたことにとくに感謝する。テレサ・ルッジェーロには物の見かたを教わったが、オリバー・サックスには人の話の聞きかたを教わった。

ルッジェーロ医師の診療所の視能療法士、ミシェル・ディルツ、エレン・ミドルトン、ローリー・サドウスキーにも感謝を捧げる。三人は、訓練部屋で指導とユーモアを提供してくれた。また、ルッジェーロ医師を紹介してくれた検眼医、スティーヴン・マーコウにも、多大な感謝を。

それから、視覚にまつわる体験談を惜しみなく熱心に提供してくれた、以下の大勢のかたがたにも感謝する。ブルース・アルバレス、ギャリー・ブラウン、ステファニー・ウィレン・ブラウン、エリーザ・コール、レイチェル・クーパー、マーガレット・コービット、ジェニファー・クラーク・ディーガン、エリック・ドール、ミシェル・ドール、アンドレー・ドール、パット・ダフィー、ヘザー・フィッツパトリック、タラ・フィッツパトリック、トレーシー・グレイ、リチャード・（レッド・）グリーン、レイチェル・ホックマン、ジョアン・レスター、マーガレット・ルンディン、セアラ・メラール、シンディ・モンター、レベッカ・ペニーズ、スティーヴ・ペレス、ケイトリン・ロネイン、ミシェル・スカリー、ルーカス・スカリー、キャシー・テリー、オリヴァー・ウォルドマン、エリック・ウォズニースミス、リチャード・ザック。

検眼医のアミエル・フランケ、イズリエル・グリーンウォルド、カール・グリュニング、ポール・ハリス、ハンス・レスマン、レナード・プレスは、仕事について何時間もわたしと語りあい、また、彼らの患者のもとを訪れるのを許可してくれた。とりわけレナード・プレスとポール・ハリスは、視覚に関して百科事典ばりの幅広い知識を授けてくれ、数多くのEメールに返信もくれた——それも、数えられないほど多くのEメールに。

何人かは、本書の全文またはかなりの割合を読んで、有益な意見をくれた。ベンジャミン・バッカス、ナイジェル・ドー、デイヴィッド・ヒューーベル、レナード・プレス、ジェラルド・ウェストハイマー、ジェレミー・ウィルマー。なかでもデイヴィッド・ヒューーベルには、励ましと導きをくれたことにとくに感謝する。

かつての指導教授、アラン・バーリンドとアラン・ゲルペリンには、神経科学および両眼視の分野に引きあわせてくれたことに、そしてアラン・ギルクリストには、ルッジェーロ医師を視覚精神物理学に引きあわせてくれたことに感謝する。感謝を捧げるべきでありながらここで言及しそこねたかたがたが必ずやいるはずだが、ともあれ、下記の同僚、科学者、検眼医、眼科医、友人たちに感謝を表する。ジェイコブ・ブルームバーグ、マイケル・コロスト、ケン・シウフリーダ、デイヴィッド・クック、フランク・ダーギン、ケイト・エドガー、バーバラ・エアリック、マンフレッド・ファール、レイチェル・フィンク、ネイサン・フラックス、テレサ・ガーランド、レイ・ゴットリーブ、カール・ヒリアー、キャロル・ホン、クレア・ホプリー、ジョナサン・ホートン、ウィリアム・ヒューブナー、キャロリン・ハースト、エリック・クヌートセン、ナンシー・レック、デニス・リーヴィ、ロビン・ルイス、マーガレット・リヴィングストン、ダイアナ・ラドラム、ジョン・メリット、ドナルド・ミッチェル、モーリーン・パワーズ、ビル・キリアン、スタン・ラクーティン、ジョアン・ロビン、下條信輔、ラルフ・シーゲル、スーザン・スミス、エリザベス・ソコロウ、ジョン・ストレフ、ダイアナ・スタイン、キャシー・スターン、セルウィン・スーパー、バリー・タネン、ナンシー・トーガソン、クリストファー・タイラー、ボブ・ワッサーマン、カシム・ザイディ。そしてまた、教え子のヘザー・アジェンマン、コーディーリア・エリクソン＝デイヴィス、ケイティ・ワーグナーと交わした議論からも有益な示唆をもらった。

本書にみごとな挿し絵を描いてくれたマーガレット・ネルソンとわたしの教え子のジュリア・ワーグナー、すばらしい写真を提供してくれたロザリー・ウィナードに感謝する。また、マウント・ホリオーク大学のジェイムズ・ゲールツ、メアリー・グラッキン、ウェンディ・ワトソンにも、挿し絵の準備を手伝ってくれたことに謝意を表する。

マウント・ホリオーク大学図書館のアン・ドルリーとアジェイ・メノンは、図書館相互貸し出し制度をつうじて、世に埋もれた無名の科学論文すらも探しだしてくれた。また、希少本の入手を手伝ってくれたオデッセー書店のジョアン・グレニエールとボブ・レピスコポ、有益な情報が満載されたウェブサイトの管理人、レイチェル・クーパーにも感謝を捧げる。

さらに、ナショナル・パブリック・ラジオのロバート・クラルウィッチは、ありがたいことに、番組『モーニング・エディション』で「両眼視力を得る――スーザンにとってはじめての降雪」と題してわたしの体験談を放送してくれた。

本書を記すにあたり、マウント・ホリオーク大学の研究助成金制度をつうじて金銭的な支援をいただいた。

わたしの書籍エージェント、ガラモンド・エージェンシーのリサ・アダムスは、プロポーザルの草案から本書の刊行にいたるまでずっと導いてくれ、ベイシック・ブックスの編集者であるアマンダ・ムーンと校閲者であるジェン・ケランドは、体験談や思いつきの山を一貫したひとつのストーリーにまとめるのに協力してくれた。また、ホイットニー・キャッサーとコリン・トレーシーには、出版に向けて支援いただいた。ここに大いなる謝意を表する。

わたしの家族にも深い感謝を捧げる。画家である父、マルコム・ファインスタインに対しては、本書に絵画作品を掲載させてくれたことに。わが子ジェニーとアンディ・バリーに対しては、執筆用の書斎のために自宅の部屋をひとつ割いてくれたことに。そして冒険好きの夫、ダン・バリーには、たゆみなき支えと救いがたいほどの楽観を与えてくれたことに。

最後に、けっして会うことのできない人、故フレデリック・W・ブロック（一八九九―一九七二）に謝意を表したい。彼の娘であるドロレス・ブロック・パートリッジと、義理の孫息子であるブルース・アルバレスには、フレデリック・ブロックの全著作を提供していただいた。そしてブロックの検眼医としてのパートナー、イズリエル・グリーンウォルドには、ブロックの技能について何時間も詳述していただいた。フレデリック・ブロックの斜視とその治療に関する論文は、長いあいだ検眼学の研究においてほとんど読まれずにいた。本書によって、彼の研究と洞察が日の目を見ることを望む。

用語解説

異常対応（Anomalous correspondence）

斜視の人に見られる症状で、固視している目と内転させている目それぞれの中心窩に映る対象物が、空間の同じ場所にあるものとして解釈されない状態。代わりに、固視している目の中心窩に映る対象物と、内転させている目の中心窩以外の領域に映る対象物が、同じ場所にあるものと解釈される。多くの場合、左右の中心窩それぞれに映る像は、眼位のずれと同じ角度だけ離れた空間にあるものと解釈される。

奥行き知覚（Depth perception）

対象物との距離感で、立体視と、遠近法や陰影や像の重なりといった単眼性の奥行き手がかりの両方から得られる。

開散（Divergence）

視線を近くから遠くへ切りかえるときに左右ふたつの目を外に開くこと。目を開散させるのは、固視する対象物の像を両方の網膜の中心窩に結ぶためである。

外斜視（Exotropia）

片方の目が対象物を固視している、つまり焦点が対象物に合っているのに、もう一方の目は外に開いている状態。

交代性内斜視（Alternating esotropia）

内斜視の人が、対象物を固視する目と内転させる目を切りかえる症状を指す。

行動検眼医（Behavioral optometrist）

機能的な視覚障害の治療が専門の検眼医。両眼視や奥行き知覚や眼球運動に関わる問題、読書や学習に悪影響をおよぼす視覚障害、脳卒中や脳外傷に起因する視覚障害などを扱う。こうした検眼医たちは、検眼学による視能療法の活用に熟練している。

固視（Fixate）

対象物の像が網膜の中心窩に結ばれるよう、目の焦点を対象物に合わせること。

弱視（Amblyopia）

目の病気ではない原因で片方または両方の目の視力が極度に弱まって、めがねでは矯正できない状態を指す。弱視は人口のおよそ二、三パーセントに出現し、四十歳以下の人が片目の視力を完全に失ういちばんの要因となっている。

斜視（Strabismus）

ふたつの目の視軸がずれた状態を指す。内斜視と外斜視は、どちらも斜視の一種。

正常対応（Normal correspondence）

正常な視覚に見られる状態で、対象物がふたつの中心窩に像を結び、そのふたつの像が空間の同じ場所にあるものと解釈される。

中心窩《ちゅうしんか》（Fovea）

網膜の中心領域で、感光細胞の密度が最も高い。中心窩に結ばれた像は、最も鮮明かつ詳細に見える。

調節／共同運動障害（Accommodative/vergence disorder）

ふたつの目を対象物に向けること（共同運動）と、目の焦点を対象物に合わせること（調節）の両方の機能がうまくいかない視覚障害を指す。輻《ふく》輳《そう》不全は、調節／共同運動障害の一種。

調節性内斜視（Accommodative esotropia）

斜視の一種で、二歳から三歳ごろに生じることが多い。遠視の子どもは、近くの対象をはっきり見るためによぶんな力を入れて目の焦点を合わせる（調節する）。また、目を輻輳させて、つまり内に向けて、対象物の像がふたつの網膜の中心窩に映るようにする。調節と輻輳の過程は切り離しにくいので、焦点を合わせるときによぶんな力を要することが、目の輻輳過剰を招いてしまう。この輻輳過剰が常習的になると、調節性内斜視が生じる。

内斜視（Esotropia/Crossed eyes）

片方の目が対象物を固視している、つまり焦点が対象物に合っているのに、もう一方の目は内に寄っている状態。

乳児内斜視（Infantile esotropia）

生後六カ月以内に生じた内斜視。この状態は先天性内斜視とも呼ばれるが、乳児が内斜視の状態で生まれることはごくまれである。

発達検眼医（Developmental optometrist）

↓　行動検眼医に同じ

パヌムの融像域《ゆうぞういき》（Panum's fusional area）

焦点を合わせている平面におおよそ対応するふたつの網膜領域を指す。パヌムの融像域に像を結ぶ対象物は、一重に見える。パヌムの融像域の外に像を結ぶ対象物は、二重に見える。第六章のブロックひもに関する議論を参照。

輻輳《ふくそう》（Convergence）

近い距離を見るときに左右ふたつの目を内に寄せること。目を輻輳させるのは、固視する対象物の像を両方の網膜の中心窩に結ぶためである。

輻輳不全（Convergence insufficiency）

左右の目の焦点が同じ場所に合っていない状態を指す。とくに、近くの対象物を見る場合に生じることが多い。

不同視《ふどうし》（Anisometropia）
ふたつの目の屈折力が異なる状態を指す。片方の目がもう片方よりも近視または、遠視になっている。遠視の場合、その目はつねに焦点が合わない。こうした状態から、やがて弱視になることがある。

網膜（Retina）
眼球の奥に位置する組織で、光を感じる桿状体と錐体細胞が存在する。

網膜対応点（Corresponding retinal regions）
それぞれの網膜の中心窩のことで、網膜の左右の端から等距離の位置にある。正常な両眼視の場合、左右の目の網膜対応点に像を結ぶ対象物は、空間の同じ場所にあるものと解釈される。

立体視（Stereopsis）
遠近視差を用いて、ふたつの目で物を立体的に見る能力。

両眼固視（Bifixate）
両方の目の中心窩に対象物を映すこと。

訳者あとがき

３Ｄ元年。このことばを、今年は何度耳にしたことだろう。

二〇一〇年は、年明けから大型３Ｄ映画が続々と公開されて話題になり、３Ｄ対応のテレビやブルーレイ、３Ｄゲームなども次々に発売されて、まさしく立体視《3D》映像のあらたな幕開きという印象を受けた。

だが、そもそも〝立体視〟すなわち〝三次元で物を見る〟とはどういうことなのだろう。映画やテレビなどの映像世界はべつとして、わたしたちはともすれば、立体的に物が見えることをあたりまえの能力、現実世界をただ忠実に再現しているだけのものと考え、その驚異に思いを馳せることも、ありがたみを嚙みしめることもない。しかし、ほんとうに、立体視はだれでも享受できるあたりまえの能力なのだろうか。

本書の著者、スーザン・バリー（以下、スー）は、幼いころ内斜視を発症し、その後三回にわたる外科手術によって眼位（目の位置）はそろったものの、ふたつの目で同時に物を見ること、すなわち両眼視がうまくできないまま成人した。だが、幼児期からずっとそうであったため、ほかの人とは物の見えかたがちがうということにすら、大学生になるまで気づかずにいた。

まさか、と思われるかもしれないが、どうやら、生まれてからずっと同じ状態を保っていると、それが本人にとっては〝ふつう〟で〝あたりまえ〟のことになるらしい。実のところ、ひと口に視力と言っても「静体視力」「動体視力」「中心視力」「周辺視力」「立体視力」など、目の能力にはさまざまなものがある。学校や眼科医の一般的な検査で測定されるのは、一定の距離から静止物を見る能力、すなわち静体視力であって、本書でも説明されているとおり、これは視覚を構成する要素のほんの一部にすぎない。たとえ静体視力がよくても、ほかの要素になんらかの問題があれば、良好な視覚は期待しにくい。

スーの場合がそうだ。眼位を矯正してしばらくは両眼とも視力が一・〇だったので、すっかり安心して自分の視覚は完璧だと思いこんでいたが、じつは静体視力以外の能力は弱く、なかでも立体視力はほぼない状態だった。そして、大学時代にその事実に気づいたときにはもう、視覚の発達における〝臨界期〟をとうに過ぎていて、視覚を改善させて立体視をあらたに身につけるのは不可能だと思われた。科学的な文献も、臨床医も、異口同音にそう述べていたからだ。

ところが、である。体のしくみの、なんと不思議なことか。四十代のなかばを過ぎて、視覚上の問題が増してきたのを少しでも改善しようと視能療法を受けた結果、スーは思いがけず立体視ができるようになった。

彼女は当初、いままでとはちがう物の見えかたがするなんて頭がどうかしたのではないかと恐れおののき、ほんとうに立体視を得たのだと納得したあとは、自分の体験はごくまれな特別なものではないかと考えた。調べてみると、同様の体験をした人はほかにも大勢いることがわかったが、オリバー・サックス博士も本書の序文で述べているとおり、彼女の事例には特殊な一面があった。本人が神経生物学者であるという点だ。神経回路の専門家としての立場から、スーは学問的な目でこの体験をふり返り、なぜ自分が立体視を得られたのか、合理的な説明を試みている。おかげで本書は、個人的な物語、一体験談を超えた存在となって、読者に知的な感動というべきものを提供している。

もちろん、本書が何よりも大きく〝心〟に訴えかけてくるのは、立体視ができるようになったことへの驚きと喜びと戸惑いの入り混じった強烈な感情だ。雪の降る光景や枝の重なり具合がもたらす大きな感動、あらたに覚えた高所への恐怖、映画鑑賞やスポーツ観戦をいかに楽しめるようになったか……。視覚が改善するにつれて思いがけない現象に次々に見舞われるさまを、スーはありありと鮮やかに描写している。そのうえで、理性的、科学的な面から、脳の仕組みがいかに複雑であり、いかに柔軟で可塑性に富んでいるか、人間の体がいかに高い順応力を持っているかを説明して、今度は読者の〝頭〟に訴えかけてくるのだ。

スーの目で世界を眺めたら、どんな感じがするだろう。立体的に物が見えることがあたりまえではなかったとしたら？　いま、はじめて立体視力を得たのだったら？　本書を読んだあと、彼女が味わった感動をなんとか疑似体験できないかやってみた。片目を閉じたり開いたりしながら、見えかたの微妙なちがいを頭のなかで増幅させてみた。奥行き感覚が高まるという運動視差を利用して、立体感が微妙に増すのを意識的に味わってみた。こうした試みは、多少は成功したのではないかと思う。とくに、緑の並木で縁取られたまっすぐな遊歩道では、いままで気にとめていなかった深い奥行き感に強く胸を打たれ、しばし立ちどまって前方をじっと見つめたりもした。

しかし、立体視力がある人間は、立体視力がない人の見えかたを完全に体験することはできない。「実のところ、多くの人は片目で見た世界と両目で見た世界に大きなちがいを感じない。正常な両眼視力のある人が片目を閉じても、生まれたときから培ってきた視覚体験が、欠けた立体視の情報を再現してしまう」と本書にあるとおりだ。言われてみれば、たしかにそうで、平面に印刷されているカレンダーの写真ですらも、角度や照明の具合によっては立体感を帯びて見え、思わずあれっと見返すことがある。3D映画ではなく、〝単眼〟の奥行きと動きの手がかりを駆使して制作された2D映画でわたしたちが立体感を堪能できるのは、視覚体験の積み重ねのなせるわざなのかもしれない。

ところで、立体視力などの視覚上の能力に問題を抱えている人は、正常な視覚の持ち主よりもつねに不利な状況に置かれているのだろうか。人間とは不思議なもので、与えられた状況に適応することで、思わぬ能力を発揮する場合がある。本書では、両眼視ができないがゆえに標識を楽々と識別できていたトラック運転手の事例や、目の見えない人が往々にして聴覚などほかの感覚を大きく発達させる事例が紹介されている。通常なら視覚に使用される脳の神経細胞（ニューロン）が、遊ばせておくのはもったいないとばかりにほかへ割りあてられるらしい。スーのことばどおり、視覚障害者は単なる目の見えない人ではなく、むしろ〝視覚なしで世界に対処できる脳と技術を発達させた人〟なのだ。そう考えると、脳とは、人の体とは、なんと神秘的で奥が深いのだろう、とあらためて感嘆せざるをえない。

本書は、著者自身の体験に専門的な見地から論理的な説明をつけようと試みたものだ。とはいえ、目と脳の仕組みが完全に解明されたわけでも、斜視の人すべてが両眼視ひいては立体視を得られると保証されたわけでもない。本書の邦訳が、視覚系の仕組みとその不思議に興味を抱き、この驚異の世界をより深く探訪する一助となれば幸いだ。

訳者

二〇一〇年十月

COVD White Papers on Vision and Learning: ウェブサイト http://covd.org/Home/ResearchWhitePapers/tabid/188/Default.aspx で入手可能。

［輻輳不全］

Convergence Insufficiency Treatment Trial Study Group. Randomized clinical trial of treatments for symptomatic convergence insufficiency in children. *Archives of Ophthalmology* 126 (2008): 1336–49.

上記論文についてはウェブサイト http://covd.org/Portals/0/NEIPressRelease.pdf で the National Eye Institute press release を参照。

［神経の可塑性］

Bach-y-Rita P. Tactile sensory substitution studies. *Annals of the New York Academy of Sciences* 1013 (2004): 83–91.

『脳は奇跡を起こす』ノーマン・ドイジ著、竹迫仁子訳、講談社インターナショナル

Gu Q. Neuromodulatory transmitter systems in the cortex and their role in cortical plasticity. *Neuroscience* 111 (2002): 815–35.

Hebb DO. *The Organization of Behavior: A Neuropsychological Theory*. New York: John Wiley & Sons, 1949.

Kandel ER. *In Search of Memory: The Emergence of a New Science of Mind*. New York: W. W. Norton & Co., 2006.

『46年目の光——視力を取り戻した男の奇跡の人生』ロバート・カーソン著、池村千秋訳、NTT出版

Pascual-Leone A, Amedi A, Fregni F, Merabet LB. The plastic human brain cortex. *Annual Review of Neuroscience* 28 (2005): 377–401.

Brock FW. Space perception in its normal and abnormal aspects. *Optometric Weekly* 37 (1946): 1193–96, 1202, 1235–38.

Brock FW. A comparison between strabismic seeing and normal binocular vision. *Journal of the American Optometric Association* 31 (1959): 299–304.

[弱視に関する書籍および論文]
Ciuffreda KJ, Levi DM, Selenow A. *Amblyopia: Basic and Clinical Aspects*. Boston: Butterworth-Heinemann, 1991.

Levi DM. Perceptual learning in adults with amblyopia: A reevaluation of critical periods in human vision. *Developmental Psychobiology* 46 (2005): 222–32.

McKee SP, Levi DM, Movshon JA. The pattern of visual deficits in amblyopia. *Journal of Vision* 3 (2003): article 5, 380–405.

Vereecken EP, Brabant P. Prognosis for vision in amblyopia after the loss of the good eye. *Archives of Ophthalmology* 102 (1984): 220–24.

Wick B, Wingard M, Cotter S, Scheiman M. Anisometropic amblyopia: Is the patient ever too old to treat? *Optometry and Vision Science* 69 (1992): 866–78.

[検眼学による視能療法の教科書]
Griffin JR, Grisham JD. *Binocular Anomalies: Diagnosis and Vision Therapy*. New York: Butterworth-Heinemann, 2002.

Press, LJ. *Applied Concepts in Vision Therapy*. St. Louis, MO: 1997.

Scheiman M, Wick B. *Clinical Management of Binocular Vision: Heterophoric, Accommodative, and Eye Movement Disorders*. 2nd ed. New York: Lippincott Williams & Wilkins, 2002.

[視覚と読書]
Cooper J. Summary of research on the efficacy of vision therapy for specific visual dysfunctions. *Journal of Behavioral Optometry* 9 (1998): 115–19. ウェブサイト http://visiontherapy.org/vision-therapy/vision-therapy-studies.html でも入手可能。

Ing MR, Okino LM. Outcome study of stereopsis in relation to duration of misalignment in congenital esotropia. *Journal of AAPOS* 6 (2002): 3–8.

Tychsen L. Can ophthalmologists repair the brain in infantile esotropia? Early surgery, stereopsis, monofixation syndrome, and the legacy of Marshall Parks. *Journal of AAPOS* 9 (2005): 510–21.

von Noorden GK. *Binocular Vision and Ocular Motility*. 5th ed. St. Louis, MO: Mosby, 1996.

[斜視の視能療法]
Etting GL. Strabismus therapy in private practice: Cure rates after three months of therapy. *Journal of the American Optometric Association* 49 (1978): 1367–73.

Flax N, Duckman RH. Orthoptic treatment of strabismus. *Journal of the American Optometric Association* 49 (1978): 1353–61.

Ludlam WM. Orthoptic treatment of strabismus: A study of one hundred forty nine non-operated, unselected, concomitant strabismus patients completing orthoptic training at the Optometric Center of New York. *American Journal of Optometry and Archives of the American Academy of Optometry* 38 (1961): 369–88.

Ludlam WM, Kleinman BI. The long range results of orthoptic treatment of strabismus. *American Journal of Optometry and Archives of the American Academy of Optometry* 42 (1965): 647–84.

[フレデリック・W・ブロック医師による論文]
Brock FW. Investigation into anomalous correct projection in cases of concomitant squints. *American Journal of Optometry* 16 (1939): 39–77.

Brock FW. Anomalous projection in squint. Its cause and effect. New methods of correction. Report of cases. *American Journal of Optometry* 16 (1939): 201–21.

Brock FW. Conditioning the squinter to normal visual habits. *Optometric Weekly* 32 (1941): 793–801, 819–24.

Brock FW. Pitfalls in orthoptic training of squints. *Optometric Weekly* 32 (1941): 1185–89.

Daw NW. Critical periods in the visual system. In Hopkins B, Johnson SP (eds.), *Neurobiology of Infant Vision*. Westport, CT: Praeger Pub., 2003.

Daw NW. *Visual Development*. New York: Springer, 2006.

Gesell A, Ilg FL, Bullis GE. *Vision: Its Development in Infant and Child*. Santa Clara, CA: Optometric Extension Program Foundation, 1998.（検眼学公開講座財団が刊行する書籍は、ウェブサイト http://oep.excerpo.com を通じて入手可能）

Nixon RB, Helveston EM, Miller K, Archer SM, Ellis FD. Incidence of strabismus in neonates. *American Journal of Ophthalmology* 100 (1985): 798–801.

Slater A (ed.). *Perceptual Development: Visual, Auditory, and Speech Perception in Infancy*. East Sussex, UK: Psychology Press, 1998.

Stager DR, Birch EE. Preferential-looking acuity and stereopsis in infantile esotropia. *Journal of Pediatric Ophthalmology and Strabismus* 23 (1986): 160–65.

Tychsen L. Causing and curing infantile esotropia in primates: The role of decorrelated binocular input. *Transactions of the American Ophthalmological Society* 105 (2007): 564–93.

[斜視における非共同性眼球運動]
Burian HM. Fusional movements in permanent strabismus. *Archives of Ophthalmology* 26 (1941): 626–52.

Kenyon RV, Ciuffreda KJ, Stark L. Dynamic vergence eye movements in strabismus and amblyopia: Symmetric vergence. *Investigative Ophthalmology and Visual Science* 19 (1980): 60–74.

Kenyon RV, Ciuffreda KJ, Stark L. Dynamic vergence eye movements in strabismus and amblyopia: Asymmetric vergence. *British Journal of Ophthalmology* 65 (1981): 167–76.

[斜視の外科手術]
Duke-Elder S, Wybar K. *System of Ophthalmology*, Vol. VI: *Ocular Motility and Strabismus*. St. Louis, MO: C. V. Mosby Co., 1973

資料2　参考文献

この文献リストは日本語版のために著者が特別にまとめたものであり、英語版 "Fixing My Gaze" では完全な文献集が提供されている。

[両眼視に関する書籍および論文]
Crone RA. *Seeing Space*. Exton, PA: Swets and Zeitlinger Pubs., 2003.

Howard IP, Rogers BJ. *Seeing in Depth*. Ontario: Vol I and II.. Porteus, 2002.

Hubel DH. Eye, *Brain, and Vision*. New York: Scientific American Library, 1995. Also available online at http://hubel.med.harvard.edu/bcontex.htm.

Hubel DH, Wiesel TN. *Brain and Visual Perception: The Story of a 25-Year Collaboration*. Oxford: Oxford University Press, 2005.

Ogle KN. *Researches in Binocular Vision*. Philadelphia: W. B. Saunders Co., 1950.

Steinman SB, Steinman BA, Garzia FP. *Foundations of Binocular Vision: A Clinical Perspective*. New York: McGraw-Hill Cos., 2000.

Wheatstone C. Contributions to the Physiology of Vision.—Part the First. On some remarkable, and hitherto unobserved, Phenomena of Binocular Vision. *Philosophical Transactions of the Royal Society of London* 128 (1838): 371–94.

[斜視の子どもと斜視ではない子どもにおける視覚の発達]
Archer SM, Sondhi N, Helveston EM. Strabismus in infancy. *Ophthalmology* 96 (1989): 133–37.

Birch EE, Stager DR. Monocular acuity and stereopsis in infantile esotropia. *Investigative Ophthalmology and Visual Science* 26 (1985): 1624–30.

Birch EE, Stager Sr DR. Long-term motor and sensory outcomes after early surgery for infantile esotropia. *Journal of AAPOS* 10 (2006): 409–13.

[著者に関する記事、ラジオ番組、ウェブサイト]

著者のウェブサイト

www.stereosue.com, www.fixingmygaze.com

著者に関する記事

Sacks, O. Stereo Sue. *The New Yorker*, June 19, 2006, 64–73.（「立体視のスー」オリバー・サックス）

著者出演および関連ラジオ番組

"Do You See What I See?" August 16, 2010, *Fresh Air* on National Public Radio (USA) . 以下で概要の入手及び聴取ができる。（http://www.npr.org/templates/story/story.php?storyId=128977924）

"Going Binocular: Susan's First Snowfall." June 26, 2006, *Morning Edition* on National Public Radio (USA). 以下で概要の入手および聴取ができる。（http://www.npr.org/templates/story/story.php?storyId=5507789）

"Learning to See in Stereo." *Morning Edition* on National Public Radio (USA). 以下で概要の入手及び聴取ができる。（http://www.npr.org/templates/story/story.php?storyId=99083752）

資料1　検眼学と視能療法に関する情報

[検眼学と視能療法に関する情報]

オーストラレーシア行動検眼学校　The Australasian College of Behavioural Optometry (ACBO)

1987年に設立。オーストラリア、ニュージーランド、アジアの検眼士に、発達検眼および視機能検眼の分野での教育と訓練を提供している。

検眼学公開講座財団　Optometric Extension Program Foundation (OEP)

検眼医のA. M. スケフィントンとE. B. アレグザンダーが、1928年に、目の治療の専門家と一般人の両方に国際的な教育プログラムと教材を提供するために、検眼学公開講座財団を設立した。この組織は「行動検眼学ジャーナル」を発行している。OEPに関する情報および視能療法を扱った有益な書籍の情報は、ウェブサイト（www.oepf.org）で入手できる。

検眼医の視覚発達協会　College of Optometrists in Vision Development (COVD)

COVDは非営利の国際組織で、会員は検眼医、検眼学の学生、視能療法士。1971年に、検眼学による視能療法の技能を標準化し、専門委員会による厳しい認可課程を検眼医および視能療法士に提供するために設立された。この専門委員会による認可課程を終了した検眼医は、COVDのフェローになる。COVDは「検眼学と視覚の発達」という機関誌を発行している。COVDに関する情報は、ウェブサイト（www.covd.org）で入手できる。

社団法人日本視能訓練士協会　Japanese Association of Certified Orthoptists (JACO)

1972年発足。視能訓練士国家資格の取得者からなる団体。国際視能訓練士協会（International Orthoptic Association）に加盟し、視能訓練士の育成、視能矯正の普及等に務めている。JACOに関する情報は、ウェブサイト（www.jaco.or.jp）で入手できる。

[医師を見つけるには]

前述のCOVD 、OEPが、検眼学による視能療法に精通した検眼医の名簿を提供している。

[マ行]

[ラ行]

[ワ行]

人名索引

索引

事項索引

スーザン・バリー Susan R. Barry

マウント・ホリオーク大学生物学部の神経生物学教授。現在は、四八歳で立体視力を取り戻した自らの経験と学問的知識をもとに、神経の可塑性に関する講演を各地で行なっている。オリバー・サックスが『ニューヨーカー』誌の記事「立体視のスー」で著者を取りあげたことから、話題の人となった。

宇丹貴代実 うたん・きよみ

翻訳家。訳書に、『ことばの起源』(ダンバー、青土社)、『心の旅人たち』(マクダーモット、ポプラ社)、『おいしいハンバーガーのこわい話』(シュローサー、草思社)、『今日のわたしは、だれ』(ミッチェル、筑摩書房)他多数。

筑摩選書 0008

視《し》覚《かく》はよみがえる 三次《さんじ》元《げん》のクオリア

二〇一〇年一二月一五日 初版第一刷発行
二〇二〇年 九 月二五日 初版第二刷発行

著 者 スーザン・バリー
訳 者 宇《う》丹貴《たんき》代《よ》実《み》
発行者 喜入冬子
発行所 株式会社筑摩書房
東京都台東区蔵前二-五-三 郵便番号 一一一-八七五五
電話番号 〇三-五六八七-二六〇一(代表)
装幀者 神田昇和
印刷 製本 中央精版印刷株式会社

ISBN978-4-480-01506-8 C0345

筑摩選書
0001
武道的思考
内田樹
武道は学ぶ人を深い困惑のうちに叩きこむ。あらゆる術は「謎」をはらむがゆえに生産的なのである。今こそわれわれが武道に参照すべき「よく生きる」ためのヒント。

筑摩選書
0002
江戸絵画の不都合な真実
狩野博幸
近世絵画にはまだまだ謎が潜んでいる。若冲、芦雪、写楽など、作品を虚心に見つめ、文献資料を丹念に読み解くことで、これまで見逃されてきた〝真実〟を掘り起こす。

筑摩選書
0003
荘子と遊ぶ
禅的思考の源流へ
玄侑宗久
『荘子』はすこぶる面白い。読んでいると「常識」という桎梏から解放される。それは「心の自由」のための哲学だ。魅力的な言語世界を味わいながら、現代的な解釈を試みる。

筑摩選書
0005
不均衡進化論
古澤滿
DNAが自己複製する際に見せる奇妙な不均衡。そこから生物進化の驚くべきしくみが見えてきた！　カンブリア爆発の謎から進化加速の可能性にまで迫る新理論。

筑摩選書
0006
我的日本語
The World in Japanese
リービ英雄
日本語を一行でも書けば、誰もがその歴史を体現する。異言語との往還からみえる日本語の本質とは。日本語を母語とせずに日本語で創作を続ける著者の自伝的日本語論。

筑摩選書
0007
日本人の信仰心
前田英樹
日本人は無宗教だと言われる。だが、列島の文化・民俗には古来、純粋で普遍的な信仰の命が見てとれる。大和心の古層を掘りおこし、「日本」を根底からとらえなおす。